CARLA UND MARTIN MORETTI | Baby-Bingo

Carla und Martin Moretti

BABY BINGO

Die Achterbahnfahrt
eines glücklichen Paares
in der Kinderwunschzeit

Diana Verlag

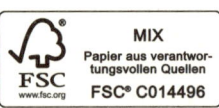

Verlagsgruppe Random House FSC-DEU-0100
Das für dieses Buch verwendete
FSC®-zertifizierte Papier *Super Snowbright*
liefert Hellefoss AS, Hokksund, Norwegen.

Inhalt

Carla

Der Wunsch

Ich bin eine Last-Minute-Frau.

Ich bin einfach immer spät dran.

Das fing schon bei meiner Geburt an, bei der ich mir zwei Wochen länger Zeit ließ. Und setzte sich in der Pubertät fort. Während alle anderen auf dem Schulhof schon mit Jungs knutschten, spielte ich noch mit meiner Freundin Gummitwist.

Und auch im Erwachsenenleben laufe ich der Zeit weiter hinterher. Meinen ersten Freund hatte ich mit 18, den ersten festen Job mit 29, und meinen Traummann fand ich erst mit 33. Zu einer Zeit, als sich alle anderen schon wieder scheiden ließen.

Ich bin das Musterbeispiel einer Spätzünderin.

Aber da unsere Lebenserwartung ständig steigt und wir alle uralt werden, kann man heutzutage seine Lebensplanung ja guten Gewissens etwas gelassener angehen.

Wenn ich mein Leben genau betrachte, bin ich nicht nur im Großen und Ganzen spät dran, sondern auch im Alltag. Ich bin die Letzte, die kurz vor Ladenschluss noch schnell in den Supermarkt huscht, während die Kassiererin schon das Geld zählt. Von Kinofilmen fehlen mir grundsätzlich die ersten fünf Minuten. Und auch am Flughafen kennen mittlerweile alle Sicherheitsbeamten meinen Namen, weil ich jedes Mal per Lautsprecher aufgerufen werden muss, mich unverzüglich am Abflug-Gate einzufinden.

Im Laufe der Jahre habe ich mich daran gewöhnt, dass in meinem Leben alles zeitversetzt stattfindet. Und trotzdem dabei ein Vertrauen entwickelt, dass alles immer gut wird. Irgendwann. Eben nur später.

Wie auch mein Kinderwunsch. Er war einfach immer da. Und würde sich, da war ich mir ganz sicher, wie alles andere auch, irgendwann erfüllen. Später.

Wobei ich zugeben muss, dass ich mich immer öfter dabei ertappe, dieses »später« etwas genauer definieren zu wollen. Besonders an einem Tag wie heute. Meinem 38. Geburtstag.

Ich finde ja, dass Geburtstage generell überbewertet werden. Mich machen sie nur sentimental. Und bringen mich auf die merkwürdigsten Gedanken. Denn sie sind der offizielle Beweis, dass ich wieder ein Jahr älter geworden bin. Und die biologische Uhr, die lange so leise wie ein Schweizer Uhrwerk tickte, mittlerweile die Lautstärke einer Turmuhr hat.

Es war nicht so, dass ich keine genauen Pläne von meinem Leben hatte. Im Gegenteil. In meinen Vorstellungen ging ich eigentlich immer davon aus, dass ich mit 30 Jahren längst im Kombi mit Kindersitzen durch die Gegend fahre. Aber dann kam es anders. Die Zeit zwischen 30 und 38 ging unglaublich schnell vorbei. Ich hatte mich eingerichtet in meiner Welt, mit einem interessanten Job, mit Freunden und Reisen, und dachte, für alles andere bleibt noch ewig Zeit.

Und ehrlich gesagt gab es vor Martin auch keinen Mann, mit dem ich mir ernsthaft hätte vorstellen können, ein Kind zu bekommen.

»Du kannst jetzt kommen«, ruft Martin von unten.

Wir sind über meinen Geburtstag in die Toskana gefahren. In das alte Bauernhaus, das der Vater meiner besten Freundin Marie zu Beginn der Siebzigerjahre gekauft hat. Es liegt inmitten von Weinbergen bei San Gimignano. Unzählige Sommer haben Marie und ich hier verbracht. Am Anfang mit ihren Eltern, später auch alleine. Wir haben zusammen geheult, weil wir die Hundebabys vom Nachbarbauern nicht mit nach Deutschland nehmen durften. Und später, weil wir auch die Nachbarjungs, in die wir so unsterblich verknallt waren, am Ende der Ferien zurücklassen mussten. Wir haben als Kinder über Witze gelacht, die nur wir verstanden. Und später über den eitlen Carabiniere, der sich nach uns umdrehte, dabei über eine Stufe stolperte und seine Mütze verlor.

Marie und ich, wir schworen uns Treue bis ans Lebensende und malten uns stundenlang aus, wie wir später gemeinsam mit unseren Hunden, Männern und Kindern den Urlaub hier verbringen würden.

Na, zu einem Mann habe ich es mittlerweile wenigstens schon gebracht. Immerhin.

Und der wird nun langsam ungeduldig.

»Wann kommst du denn endlich?«, ruft Martin.

Ich höre, wie Geschirr klappert, es duftet nach Kaffee und frisch geröstetem Toast. Es ist eines unserer Rituale, dem anderen an seinem Geburtstag das Frühstück zu machen.

»Gib mir noch fünf Minuten« antworte ich.

Wir haben in Maries Zimmer übernachtet, und ich mache gerade eine Zeitreise. Im Slip. Denn ich bin gerade wieder mitten in meiner Pubertät gelandet und davon so fasziniert, dass ich doch glatt vergessen habe, mich anzuziehen.

Das Zimmer ist seit zwanzig Jahren fast unverändert geblieben. Meine Güte, was für eine Raritätensammlung. Bei eBay würde die sicher ein kleines Vermögen bringen.

Auf der Stereoanlage liegen immer noch unsere Lieblings-CDs von Michael Jackson, Whitney Houston und Madonna. Die hörten wir damals stundenlang, während wir uns für den Abend stylten. Auf dem Plexiglastisch steht noch der kleine Sony-Fernseher. Bei schlechtem Wetter lagen wir auf dem braunen Cordsofa, kuschelten uns beide unter die riesige Patchworkdecke, tranken Maracujatee und guckten den ganzen Tag lang Videos wie *Out of Africa* und *Harry und Sally*.

Am Schrank hängen Maries Ballettschuhe und erinnern an die Zeit, als sie noch fest vorhatte, Primaballerina zu werden. Wobei sich ihre Berufswahl damals täglich änderte. Ich weiß noch, wie wir *Pretty Woman* sahen und ich sie gerade noch davon abhalten konnte, Luxus-Callgirl zu werden. Mit dem Argument, dass nicht alle ihrer potenziellen Kunden wie Richard Gere aussehen würden.

Wann war ich das letzte Mal hier? Zur Steinzeit? Zumindest zu einer Zeit, als es noch keine Handys gab, wie mein Blick auf mein BlackBerry beweist. Kaum Empfang – dieses Problem ist neu. Nicht zu fassen, aber damals gab es noch keine Handys. Das muss man sich mal vorstellen! Wo sind eigentlich die letzten zwanzig Jahre geblieben? Wir haben doch gerade erst Abi gemacht und feierten hier unseren Einstand in die große Welt. Und unsere Freiheit. Wir wollten nach London, New York, Paris. Weit weg auf jeden Fall.

Vier Wochen blieben wir damals hier. Schliefen bis mittags und zogen nächtelang mit irgendwelchen Antonios, Lucas und Marcos durch San Gimignano. Meine Güte, es ist wieder so weit. Kaum habe ich Geburtstag, fange ich an, sentimental zu werden.

Mein Blick fällt auf ein altes gerahmtes Foto, das auf der Kommode neben dem Bett steht. Marie und ich lachen in die Kamera, perfekt zurechtgemacht für eine lange Nacht in der Disco. So nannte man die Clubs zu der damaligen Zeit noch. Nicht zu fassen, wie ich aussah. Farah Fawcett aus *Drei Engel für Charlie* wäre vor Neid erblasst. Damals, als die elektrische Rundbürste noch meine beste Freundin war.

Martin hat sich wirklich Mühe gegeben. Auf dem Terrassentisch steht ein kleiner Kuchen mit Kerzen, den er unbemerkt organisiert hat. Sogar ein paar rote Mohnblumen hat er im Garten gepflückt. Mit feierlicher Miene überreicht er mir einen Umschlag mit einer großen roten Schleife. Mein erster Gedanke: Oje, hoffentlich nicht schon wieder ein Gutschein! Die beiden letzten liegen immer noch uneingelöst zu Hause in meiner Schreibtischschublade. Ein Beauty-Wochenende in einem Hotel meiner Wahl und ein Sushi-Kochkurs. Männer machen es sich wirklich gerne einfach. Während ich mir wochenlang Gedanken mache, was ich Martin schenken könnte, das Internet nach Weinkühlschränken durchforste oder mich im Sportgeschäft über die Vorzüge von hydraulischen Dämpfungssystemen von Joggingschuhen beraten lasse, verschenkt mein Mann einfach Träume. Einlösungstermin offen.

Mit gemischten Gefühlen öffne ich den Umschlag. Und finde eine Karte, auf die der Ausschnitt eines Prospekts geklebt ist. Abgebildet ist eine chromblitzende Espressomaschine, und oben darüber steht genau das, was ich befürchtet habe: *Gutschein für ...* Martin schaut mich erwartungsvoll an. Der

Blick erinnert mich an den Cockerspaniel meines Großvaters, wenn er das geworfene Stöckchen zurückbrachte und für diese doch eher bescheidene Leistung gelobt werden wollte. Meine Freude ist ungefähr so groß wie früher an Weihnachten, wenn ich von meiner Tante Rosa einen neuen Frotteeschlafanzug geschenkt bekam.

Was erwartet Martin jetzt? Dass ich vor Freude aufspringe und ihm um den Hals falle? Für die Aussicht, dass künftig ein Chrom-Monster die Arbeitsfläche in unserer Küche blockiert? Wer von uns beiden trinkt denn hier am liebsten Espresso? Wie würde Martin reagieren, wenn ich ihm das Satin Hair-Glätteisen schenken würde, das ich mir seit Jahren wünsche?

Ich versuche, so gut es geht, meine Enttäuschung zu verbergen, quäle mir sogar ein Lächeln ab. Warum liegen Männer eigentlich mit ihren Geschenken so oft daneben? Wobei ich Glück habe, dass mein Mann mir überhaupt etwas schenkt. Die Espressomaschine, falls er den Gutschein jemals einlösen wird, ist zumindest ein symbolischer Versuch, mir eine Freude zu machen. Meine Freundin Lara, seit zwei Jahren mit Frank zusammen, trifft es noch härter. Sie geht an ihrem Geburtstag und an Weihnachten meist völlig leer aus. Für seine Einfallslosigkeit und Geschenkverweigerung hat Frank eine interessante Theorie: Man kann einer Frau eh nie das Richtige schenken. Das hat er jahrzehntelang bei seinen Eltern beobachtet, wo es regelmäßig zu Familiendramen kam, als sein Papa wieder einmal dachte, er könne Mama mit einem Tischstaubsauger glücklich machen. Mein Tischstaubsauger ist also eine Espressomaschine.

»Du wirst es nicht glauben, was die alles kann«, erklärt mir Martin mit der Euphorie eines Fachverkäufers. »Einkreislauf-

System, individuelle Brühdruckregulierung, verchromte ergonomische Filterträger.«

Fünf Jahre Beziehung haben den Vorteil, dass man sich nichts mehr vorspielen kann. Martin erkennt die Enttäuschung in meinem Gesicht und wechselt schnell das Thema.

»Was möchtest du denn heute machen?«

Seine Strategie: die Situation retten, bevor die Stimmung kippt. Nachdem wir uns in den ersten Jahren unserer Beziehung regelmäßig wegen Kleinigkeiten so gestritten haben, dass wir uns jedes Mal sofort voneinander trennen wollten, fingen wir irgendwann an, bei brisanten Themen rechtzeitig die Bremse zu ziehen, bevor das Ganze eskaliert. Vermutlich erste Anzeichen dafür, dass wir nun wirklich erwachsen geworden sind.

Martin schaut mich mit seinen großen braunen Augen an, und meine Enttäuschung verdampft wie ein Sommerregen auf heißem Asphalt. Gegen diesen Blick bin ich immer noch machtlos. Selbst nach fünf Jahren Beziehung.

Bevor ich mich zu meiner Geburtstagsgestaltung äußern kann, macht Martin selbst einen Vorschlag.

»Lass uns doch später nach San Gimignano laufen. Ich habe für den Abend einen Tisch im *Le Vecchie Mura* reserviert. Das magst du doch so gerne.«

Ich schaue ihn verwundert an. Er ist zum ersten Mal hier, woher kennt er mein Lieblingsrestaurant? Er muss heimlich mit Marie telefoniert haben. Nur sie kann ihm den Tipp gegeben haben! Das liebe ich an ihm, dass er mich dann doch immer wieder überrascht. Nicht mit Espressomaschinen, aber mit solchen Aktionen.

Es ist bereits früher Abend, als Martin und ich uns endlich von den Sonnenliegen auf der Terrasse losreißen und den kleinen Feldweg hoch nach San Gimignano laufen. Der Ort ist mittlerweile zum Disneyland des Mittelalters geworden. Was sicher auch daran liegt, dass alles noch so gut erhalten ist. Alte Palazzi, malerische Gassen, dazu noch 15 von ursprünglich 72 Geschlechtertürmen, die von den reichen Familien erbaut wurden, um ihre Macht zu demonstrieren. Quasi die Donald Trumps der damaligen Zeit. Kein Wunder, dass die Stadt voller Touristen ist. Sie alle bewundern das, was heute immer weniger geschätzt wird: Patina, Unvollkommenheit, Zeichen der Vergänglichkeit. Schon merkwürdig, bei alten Gemäuern darf die Farbe von den Wänden abblättern, und alle sagen: »Oh, wie romantisch.« Bei uns Frauen heißt es stattdessen ab einem gewissen Alter erbarmungslos: »Der Lack ist ab.«

Es muss an meinem Geburtstag liegen, dass ich gerade heute solche Gedanken habe. Die magische 40 ist nicht mehr weit entfernt. Und schon fange ich an, mich mit alten Palazzi zu vergleichen.

Wir mischen uns unter die Touristen und bummeln bis zur Piazza della Cisterna, einem mittelalterlichen Platz mit einem Brunnen in der Mitte, an dem sich um diese Zeit das halbe Dorf trifft. Kinder springen herum und rattern mit ihren Rollern und Fahrrädern übers Kopfsteinpflaster. Das volle Familienprogramm. Auf einmal fühle ich mich zu zweit ganz schön allein. Als könnte Martin meine Gedanken lesen, nimmt er mich in den Arm und zieht mich an sich.

»Irgendwann haben wir auch so eine kleine *Principessa*«, sagt er.

Er deutet auf ein kleines Mädchen mit langen braunen Haaren, das hoch konzentriert ein Schokoladeneis schleckt, während die Hälfte davon auf sein Kleid tropft.

Irgendwann. Wann ist irgendwann? Ich werde heute 38. Im Mittelalter waren Frauen mit 38 Jahren bereits Großmutter – oder tot. Und ich hab's noch nicht mal zu einem einzigen Kind gebracht. Na, immerhin bin ich noch lebendig. Und ich habe bereits gelebt, bin gereist, habe es mir gut gehen lassen.

Schon seltsam: Die erste Zeit seines Lebens verbringt man damit, alles zu tun, um eine Schwangerschaft zu verhindern. Nimmt jahrelang die Pille und hat trotzdem alle vier Wochen wieder Höllenangst, schwanger zu sein. Vom falschen Mann oder zum falschen Zeitpunkt. Ich weiß noch, wie ich nach einem Schwangerschaftstest mit negativem Ergebnis so erleichtert war, dass ich mitten in der Nacht mit einer Flasche Sekt unterm Arm zu Marie fuhr. Am nächsten Tag habe ich mich sofort von meinem damaligen Freund getrennt. Wie dann auch von den anderen. Meistens im Abstand von zwei Jahren. So lange brauchte ich immer, um herauszufinden, dass der angebliche Traummann doch eher ein Albtraummann war.

Bis ich Martin kennenlernte. Das erste Mal im Leben fühlte sich alles richtig an. Endlich ein Mann, der dieselben Vorstellungen vom Leben hatte wie ich. Ein Mann, mit dem ich mir vorstellen konnte, mal wesentlich länger als zwei Jahre zusammen zu sein. Warum nicht sogar ein ganzes Leben?

Die Pille habe ich schon vor drei Jahren abgesetzt. Denn jetzt hatte ich ja endlich den richtigen Mann. Nur mit dem Schwangerwerden hat es noch nicht geklappt. Wobei wir das bisher auch eher dem Zufall überlassen haben. Aber das sollten wir nun langsam mal ändern.

Das Restaurant *Le Vecchie Mura* ist kein Geheimtipp – den gibt es in San Gimignano nicht mehr. Aber das gute Zeichen ist, dass hier nach wie vor viele Einheimische essen gehen. Wir bekommen einen Tisch auf der Terrasse mit weitem Blick auf das Umland. Ein Panorama wie auf kitschigen Postkarten. Romantischer kann man seinen Geburtstag nicht feiern.

Wir sind bereits beim Dessert, als eine italienische Familie mit drei Kindern am Nachbartisch Platz nimmt. Der Vater besitzt diese spezielle Lässigkeit, wie sie nur italienische Männer perfekt hinkriegen. Eine Mischung aus Stilsicherheit und Eitelkeit. So unauffällig auffällig, wie Männer das tun, guckt er immer wieder zu mir. Und übertreibt es damit. Denn aus den Augenwinkeln heraus beobachte ich, wie ihn seine Frau zur Rede stellt. Nun sehen auch die Kinder zu unserem Tisch herüber.

Bevor ich weiter darüber nachdenken kann, steht der Italiener plötzlich auf und kommt an unseren Tisch.

»Carla?«, fragt er zögerlich.

»Ja«, sage ich.

Und spüre, dass er jetzt von mir erwartet, dass ich euphorisch seinen Namen sage. Aber ich finde keinen Namen zu diesem Gesicht.

»Du erkennst nicht mich«, sagt er in etwas eingerostetem Deutsch.

»Giorgio«, löst er selbst das Rätsel auf. Oder glaubt zumindest, das zu tun.

»Giorgio?«

Außer Armani kenne ich keinen italienischen Giorgio.

»Der Sohn von die Apotheker«, legt er nun einen weiteren Joker nach.

Martin wird schon ganz unruhig, vermutlich hält er das Ganze für eine Gigolo-Masche.

Für einen italienischen Mann ist es sicher nicht lustig, wenn er von einer deutschen Blondine nicht wiedererkannt wird. Das geht ans Ego. Aber stimmt, es gab damals in San Gimignano einen Apothekersohn in unserer Clique. Ein cooler Typ mit dunklen Locken, in den wir alle verliebt waren, weil er ein bisschen aussah wie Patrick Swayze aus *Dirty Dancing*. Kann das wirklich sein, dass das derselbe Mann ist? Wie lange ist das her? Anscheinend lange genug, um es inzwischen zu einer Bilderbuchfamilie gebracht zu haben.

»Francesca, Lorenzo, Alessandro, Rafaella.« Stolz stellt uns Giorgio seine Familie vor.

»Das ist Martin, mein Mann«, sage ich.

Giorgio reicht Martin die Hand.

»Und, wo sind eure Kinder?«, fragt er.

Ja, wo sind sie? *Unsere Kinder.* Das weiß ich auch nicht. Bis jetzt hat sie leider noch niemand im Universum abgeholt.

»Wir haben noch keine«, sage ich und füge entschuldigend hinzu: »Aber wir arbeiten dran.«

O nein, Carla. Hab ich das wirklich gesagt? Was war das denn für ein dämlicher Spruch! Wofür entschuldige ich mich eigentlich? Dafür, dass ich es in den letzten zwanzig Jahren wie dieser italienische Musterpapa Giorgio noch nicht zu einer Orgelpfeifenfamilie gebracht habe? Die arme Frau. Muss ja fast nonstop schwanger gewesen sein.

»Massimo, noch eine Flasche!«, ruft Giorgio. »Und ihr setzt euch zu uns, ja«, sagt er in einem Ton, der Widerspruch schwer bis unmöglich macht.

Himmel, was für ein Tag. Erst die ganzen Erinnerungen,

dann überall Kinder und jetzt noch ein zum Musterfamilienvater mutierter Latin Lover. Als hätten sich alle abgesprochen, um mir zu zeigen, dass ich auch mit meinem größten Lebenstraum mal wieder sehr spät dran bin und es immer noch nicht geschafft habe, eine Familie zu gründen.

Und das alles an meinem Geburtstag. Super Timing.

Verdammt, warum bin ich heute auch nur so sentimental? Es muss an meinen Hormonen liegen. Marie erzählte mir, dass die mit Ende 30 nochmals richtig Vollgas geben und eine letzte große Party feiern, bevor der Vorhang endgültig fällt.

Aber eine Party zu zweit, die ist langweilig. Nein, ich will nicht, dass wir so ein Paar werden wie die beiden dort drüben in der Ecke. Seit einer Stunde sitzen sie sich stumm gegenüber, schauen gelangweilt aneinander vorbei, während sie wortlos ihre *spaghetti alle noci* essen. Und ihre Highlights des Abends sind, wenn der Kellner den nächsten Gang bringt. Über die langen Jahre der Zweisamkeit ist ihnen der Gesprächsstoff ausgegangen. Nein, so will ich nicht enden.

Ich möchte auch eine bunte, fröhliche Giorgio-Familie. Oder zumindest einen Teil davon.

»Das war's«, sagt Martin.

Er meint zum Glück nur meinen Geburtstag. Als wir den Feldweg in der Dunkelheit nach unten stolpern, weil wir eine Taschenlampe vergessen haben, kündigen die Turmuhren von San Gimignano gerade Mitternacht an.

»Nicht ganz«, sage ich. »Ich hätte da schon noch einen Wunsch.«

»Okay, ich mache eine Ausnahme, obwohl dein Geburtstag offiziell schon vorbei ist.«

Martin ist bester Laune. Guter Wein und ein Italiener, der sichtlich begeistert von mir war, aber gleichzeitig auch ihn mit dem gebotenen Respekt behandelte und die Besitzrechte nicht infrage stellte. Das ist exakt die Mischung, die Männer mögen.

»Und du versprichst mir wirklich, dass du alles tust, um meinen Wunsch zu erfüllen?«

»Du hast meine Blankozusage«, sagt Martin.

»Ich habe heute beschlossen, dass ich spätestens bis zu meinem 40. Geburtstag Mama sein möchte. Ohne Wenn und Aber. In zwei Jahren kommen wir wieder hierher, und dann als kleine Familie. Einverstanden?«

Ich spüre, wie Martin nach den passenden Worten für diesen überraschenden Wunsch sucht.

»Aber klar doch, spricht nichts dagegen«, sagt er schließlich mit der männereigenen Nüchternheit.

»Du versprichst es mir?«

»Sicher. Ich meine, es liegt ja nicht nur an mir. Aber meinen Beitrag werde ich leisten.«

Er zieht mich an sich. Und in diesem Moment sehe ich einen kleinen leuchtenden Punkt vor uns. Ein Glühwürmchen. Und noch ein weiteres. Dann ein drittes. Wie lange habe ich keine Glühwürmchen mehr gesehen! Ich glaube, das letzte Mal war ich noch ein Kind. Die drei Glühwürmchen begleiten uns ein paar Meter, dann fliegen sie wieder hinaus in die toskanische Nacht. Ich gebe ihnen meinen größten Wunsch mit auf den Weg und beschließe, diese Glühwürmchenfamilie als ein gutes Omen zu sehen.

Martin

Der Anruf

Es begann damit, dass Carla überall in der Wohnung ihre Bücher liegen ließ. In ihrem Arbeitszimmer, neben der Couch, auf dem Nachttisch. Dutzende Bücher, zum Teil aufgeschlagen und mit Post-it-Zetteln gespickt. Bücher mit Titeln wie *Schwanger ab 35, Gelassen durch die Kinderwunschzeit* oder *Heute* müssen *wir es* tun«. Wie viele Frauen besitzt auch Carla die Angewohnheit, mehrere Bücher parallel zu lesen. Eine Eigenart, die uns Männern total fehlt.»Weil ihr Männer eben nicht mehrere Sachen gleichzeitig machen könnt«, sagt Carla.»Weil ihr Frauen euch nicht auf eine einzige Aufgabe konzentrieren könnt«, sage ich.

Zu Carlas verstreuten Büchern gesellten sich bald Ausrisse aus Zeitschriften und Zeitungen. Darin geht es um die schwangerschaftsfördernde Wirkung von Lavendelbädern oder um Mönchspfeffer als Geheimtipp der Hormonregulation. Und es gibt in der Wohnung weitere Zeichen ihres akuten Schwangerschaftswunsches – sorry, *unseres* Schwangerschaftswunsches. Die Hausapotheke vergrößert sich täglich. Was sicher nicht an meinem Beitrag liegt. Der besteht im Wesentlichen aus Aspirin, ein paar Vitamintabletten, altem Mückenstichgel, Pflaster und einem Echinacin-Fläschchen mit bereits angetrocknetem Deckel. Vor fünf Jahren, am Anfang unserer Beziehung, passte der Inhalt unserer Privatapotheke in eine große Obstschale im Küchenregal. Zwei weitere Schalen kamen dazu, die aber bereits wieder zu klein sind und überquellen. Wie im Märchen *Der süße Brei*. Da sagt das Mädchen »Töpfchen koch!«, und der Brei wird mehr und mehr. Er läuft über den Topfrand, über den Herd, hinaus ins Zimmer, dann auf die Straße, schließlich überschwemmt er die ganze Stadt.

Unser Brei besteht zum Großteil aus Wunderwerken der Pharmazie, die Carla zur baldigen Schwangerschaft verhelfen sollen. Die überschwemmen wohl bald die ganze Wohnung. Ausgehend auch bei uns von der Küche, wo sich Schachteln mit Gelbkörperhormonen und Magnesiumpräparaten stapeln, bis hin zum Badezimmer mit allerlei Teststreifen zum Schwangerschaftscheck.

Längst habe ich mir abgewöhnt, mir die Schachteln im Detail anzusehen. Das ist für einen Mann nicht wirklich sexy. Und zerstört ein bisschen den Glauben an die Macht des Schicksals. Ich betrachte all diese Hilfsmittel als Carlas intime Welt. So wie ihr Tagebuch mit dem roten Samteinband. Das lässt sie manchmal aus Versehen neben dem Bett liegen. Nie würde ich aber auf die Idee kommen, darin zu lesen. Es sind ihre Mädchengedanken, die nur für sie bestimmt sind.

Und ebenso persönlich ist ihre Medikamentensammlung. Ich will gar nicht wissen, welche Brandbeschleuniger und Manipulationsmittel im Spiel sind. Ich versuche, diese Schwangerschaftsturbos einfach zu übersehen. Denn die Aussage ist klar. Mit jeder Schachtel ruft Carla mir zu: »Junge, gib dein Bestes! Für den Rest sorge dann ich.«

Bereits vor ihrem Schwangerschaftswunsch war Carla fasziniert von medizinischen Themen. An ihr ist wirklich eine exzellente Ärztin verloren gegangen. Wenn ich nur mal in einem Nebensatz erwähne, dass ich Schmerzen in der Schulter habe, forscht sie tagelang im Internet, wühlt sich durch Chats. Und ihre Diagnosevorschläge reichen von leichten Verspannungen bis hin zu akuten Vorzeichen eines Herzinfarkts. Bei Krankheiten hat sie oft einen Hang zur Dramatik.

Der Apotheker bei uns um die Ecke ist inzwischen ihr Fan, weil sie mehr Krankheiten kennt als er und sich gegen jedes Wehwehchen mit einer Armada an Mittelchen rüstet. Ich dagegen meide Ärzte und Apotheken nach Möglichkeit. In mir haben die Krankenkassen einen Kunden, an dem sie wirklich noch verdienen. Erkältungen versuche ich mit einem Whiskey zu kurieren, was meistens auch gelingt. Letztlich zählt das positive Ergebnis.

Das positive Ergebnis in Sachen Schwangerschaft lässt bei Carla leider auf sich warten. Und diese regelmäßige Wartezeit von zwei Wochen nervt umso mehr, weil sich plötzlich die ganze Welt dazu verabredet zu haben scheint, das Thema »Kinder« zum dominierenden zu machen. Seit wir uns entschlossen haben, ganz aktiv ins persönliche Thronfolgerennen einzusteigen, vergeht kein Tag, an dem Carla und ich nicht auf runde Bäuche und süße Winzlinge stoßen – gerne auch mal im Zweierpack.

Und selbst Carlas Pflichtlektüre wie *InStyle*, *BUNTE* oder *GALA* vermeldet synchron: »So viele Baby-Bäuche wie in diesem Sommer gab es selten.« Dazu werden die entsprechenden Fotos gezeigt: mit verzückt lächelnden werdenden Mamas, die auch noch Statements abgeben, die so zuckersüß wie Babybrei sind: »Ich weiß nicht, wie ich zuvor glücklich sein konnte.« Die Hälfte aller weiblichen Hollywoodstars ist offensichtlich gerade schwanger und zeigt das freimütig. Die andere Hälfte möchte es gerne sein und tut alles dafür.

Und Hollywood setzt auch bei diesem Thema wieder mal die Trends: Wollen Carla und ich einen Film sehen, dann haben wir die Wahl zwischen Jennifer Aniston, die sich künstlich befruchten lässt – und das aus Versehen von ihrem besten Freund. Oder Jennifer Lopez, die sich künstlich befruchten lässt – und kurz darauf ihren Traummann trifft. Themen, die vor zehn Jahren für Unterhaltungsfilme noch undenkbar waren.

Im Fernsehen herrscht ebenfalls akuter Schnulleralarm. Selbst weitab des *Ki.Ka* entkommen Carla und ich nicht dem plötzlich wieder allgegenwärtigen Familienglück. Und in den Werbepausen kaum ein Spot, in dem nicht glückliche Zwerge Mundraub an Papas Schokoladenriegel verüben oder bei der Kaufentscheidung des neuen Familienwagens die Eltern überstimmen. Ganz wie es sich Herbert Grönemeyer gewünscht hat: »Kinder an die Macht«. Längst passiert. Zur Selbstverwirklichung der Eltern, als Statussymbole und Konsumenten sind Kinder bereits die neue Macht im Lande. Als Kinder selbst sind sie dagegen für viele immer noch Störenfriede, denen man in Restaurants und öffentlichen Verkehrsmitteln besser aus dem Weg geht.

Besonders intensiv bestaunen lässt sich der aktuelle Babyboom plus all seinen Folgeerscheinungen in den deutschen Metropolen. Die Kinderwagendichte erreicht dort immer neue Rekorde. Am Prenzlauer Berg in Berlin werden an sonnigen Sonntagnachmittagen bereits erste Kinderwagenstaus gemeldet. Es ist noch nicht lange her, da war das Statement eines hippen Stadtmenschen der neue Audi. Nun ist es der neue Bugaboo. Oder, wer es edler mag, der chromblitzende Kensington Silver Cross, mit dem auch der Nachwuchs der Royals hinein ins blaublütige Leben geschoben wird.

Dass Kinder die kleinen Könige des Lifestyles sind, zeigt sich auch an der Vielzahl von Kindergeschäften, die überall aus dem Boden schießen. Von jedem Label, das Mama und Papa lieben, gibt's dort inzwischen ein Modell für Winzlinge. Sogar ein »Baby Carrier« von Gucci ist im Angebot, also eine Baby-Bauchtrage der noblen Art. Und auch Kindermessen boomen.

Klar, dass die Politik versucht, auf dieser Welle mitzusurfen. Die Familienministerin ist inzwischen der Rockstar des Kabinetts. Fehlt eigentlich nur noch eine große Samstagabend-Liveshow. Mein Vorschlag: »Deutschland sucht die Super-Mami«.

Warum ich all diese Geschichten erzähle? Weil ich mehr und mehr Mitleid mit Carla bekomme. Es gibt in der Kinderfrage eine deutliche Asymmetrie im Verhältnis Mann zu Frau. Man darf sich da nichts vormachen, auf Carla liegt in Sachen Nachwuchs der Hauptdruck. Erinnert sie nicht jeder Bauch, jedes Baby daran, dass sich ihr Zeitfenster zur Wunscherfüllung Tag für Tag einen Millimeter schließt? Definitiv. Auch wenn die medizinische Forschung unermüdlich gegensteuert und Gianna Nannini noch mit 54 Jahren Mutter eines gesunden Kindes geworden ist. Solch eine späte Erfolgsmeldung ist ein willkommener Trost an ganz trüben Tagen. Aber Mutterglück jenseits der 45 bleibt wohl vorerst die Ausnahme, eine individuelle Leistungsschau der Reproduktionsmedizin.

Der altersabhängige punktuelle Stress rund ums Thema Kinderkriegen bleibt uns Männern zum Glück erspart. Im krassen Gegensatz zu unserer Partnerin können wir uns ab 30 also darauf konzentrieren, *keinen* Bauch zu kriegen. Das ist unsere Herausforderung, die mehr oder weniger gelingt. Dass sich bei uns Männern das Zeitfenster ebenfalls schließt, spüren wir aber nicht nur in der Hüftregion, sondern auch in Körperbereichen weit darüber, auf dem Kopf. Das schwindende Haupthaar erinnert uns täglich daran, dass wir nicht von der biologischen Erosion verschont bleiben.

Doch die Aussicht, ein sehr später und haarloser Vater zu werden, macht uns trotzdem nicht nervös. Anthony Quinn war schließlich 81 Jahre alt, als sein letzter Sohn zur Welt kam. Clint Eastwood wurde mit 66 nochmals Vater. Und mehr als jedes 20. Kind hat heute bei der Geburt einen Vater, der bereits seinen 50. Geburtstag gefeiert hat.

Nein, wir machen uns da keinen Stress. Trotzdem wir gern mal ein Glas Bier zu viel trinken, wird schon eines unserer mindestens 60 Millionen Spermien noch im Idealzustand sein und den richtigen Weg finden. 60 Millionen, das entspricht etwa der Einwohnerzahl Frankreichs. Und das Land bringt schließlich sogar Nobelpreisträger hervor. Eines unserer Spermien ist also sicher hochbegabt und ein Streber. Schließlich wächst auch die Weltbevölkerung weiter und hat inzwischen die 7-Milliarden-Grenze geknackt. Da kann es doch nicht so schwer sein, einen einzigen Erdenbürger hinzuzufügen.

Bei solchen Gedankenspielen ertappe ich mich jetzt öfter. Themen, über die ich bisher nie nachgedacht habe. War ich doch, was den Kinderwunsch betrifft, bisher immer gefühlte Lichtjahre von der Jetzt-oder-nie-Phase entfernt. Nun bin ich dank Carla plötzlich mittendrin. Aber mit meinen 44 Jahren finde ich das okay.

Ganz geplant Vater werden? Das ist der Ausnahmefall. Die meisten Männer gleichen in ihrer Lebensdynamik eher dem Treibgut in einem Fluss. Nur die Hauptrichtung ist klar: vorwärts. Sie werden mitgerissen, hin und her geworfen. Solange das Wasser schnell durch Stromschnellen fließt, gilt all ihre Energie dem Kampf, nicht unterzugehen. Sie haken mal kurz hier oder da fest, aber der Sog ist zu gewaltig, um nicht wieder fortgespült zu werden. Erst wenn der Fluss ruhiger wird, lassen sie sich treiben und setzen auch mal auf einer Sandbank auf. Dann, wenn sie auf dem Trockenen sitzen, sind die Treibgut-Kerle auch für das Thema Kinder offen. Was heißt, es bestehen gute Chancen, dass eine Frau sie dafür begeistern kann. Carla, mein Staudamm. Sie ist wirklich die richtige Frau, um gemeinsam mit ihr die Anzahl der Familienmitglieder nach oben zu schrauben, sie gibt sicher eine tolle Mama ab. Ihre Liebe und Geduld reicht für eine Großfamilie. Allerdings wird dafür die verbleibende Zeit etwas knapp.

Um ganz ehrlich zu sein: Manchmal taucht in meinem Hinterkopf jedoch auch die theoretische Frage auf: Was passiert eigentlich, wenn *nichts* passiert? Würde unsere Partnerschaft das verkraften? Oder bin ich dann für immer der Mann, mit dem Carla ihre besten Jahre verschwendet hat? Vermassle ich ihr das Happy End ihres Lebens? Gedanken, die ich von ihr natürlich fernhalte.

Sollte Carla wirklich einen wachsenden Druck verspüren, so steckt sie diesen bewundernswert locker weg. Sie guckt jedes Baby so verzückt an, als wäre es ein kleiner Vorbote ihres nahenden Mutterglücks. Sie lächelt schwangeren Frauen solidarisch zu. Sie ist gut drauf. Keine Eifersucht auf andere Mütter, keine Anzeichen von Frust, von Panik.

Und ich unterstütze ihre positive Grundhaltung nach Kräften, indem ich konsequent das noch nicht vorhandene Baby in alle Planungen integriere. Wenn ich vom Urlaub im nächsten Jahr spreche, dann ist bereits die Überlegung enthalten, welche Region für ein Kleinkind geeignet sein könnte. Wenn ich von der Zukunft spreche, dann immer mit Betonung auf »wir drei«. Und auch im Ranking meiner Traumautos sind die Zweisitzer aussortiert.

Zugegeben, dahinter steckt eine Portion Kalkül, die Hoffnung auf eine aufbauende Wirkung. Ich möchte daraus gerne den Modellfall für eine *Self-fulfilling prophecy* machen. Deshalb halte ich diese Strategie für moralisch durchaus legitim, um bald mit Carla erfolgreich zum Ziel zu kommen.

Ihre Lieblingstante Rosa, die gerne Tarotkarten legt, geht da einen radikal anderen Weg. Schon mehrfach hat sie Carla den Geburtszeitpunkt und das Geschlecht ihres Babys vorausgesagt. Und lag damit bisher immer voll daneben.

Einmal wollte sie uns sogar einen Monat lang Sexverbot erteilen, weil sie ausgerechnet hatte, dass das Kind bei der Zeugung im betreffenden Zeitraum ein Skorpion werden würde. Wie ihr geschiedener Mann. Das wollte sie uns und auch sich ersparen.

Wie gesagt, Carla machte sich und mir keinen übermäßigen Druck. Und hätte das wohl auch weiterhin nicht getan. Doch dann passierte etwas, das alles verändern sollte. Wir saßen am Samstagabend gemütlich zusammen, als Marie anrief, Carlas beste Freundin. Was nicht ungewöhnlich ist. Die beiden telefonieren mehrmals am Tag miteinander, zu allen Tages- und Nachtzeiten. Und die Gespräche sind selten kurz.

Marie ist zwei Jahre jünger als Carla und somit eine Art kleine Ersatzschwester, denn Carla ist ein Einzelkind. Die beiden kennen sich auch wirklich seit der frühesten Kindheit, verbrachten viele Urlaube gemeinsam und sind bis heute unzertrennlich. Als Carla nach München zog, dauerte es kein halbes Jahr, bis Marie aus Frankfurt folgte.

»Freu dich, du bekommst gleich zwei Frauen«, hatte Carla mir am Anfang unserer Beziehung versprochen. Und es trifft, abgesehen von einigen wenigen exklusiven Bereichen, die Realität. Carla ist ein Teil unserer Minifamilie. Und nie-nie-nie würde Carla mit einem Mann zusammen sein, der mit Marie nicht zurechtkommt.

Sogar äußerlich sind sich Carla und Marie ähnlich. Was allerdings bei Freundinnen nicht selten der Fall ist. Gute Freundinnen haben einen Hang dazu, sich aneinander anzugleichen und auch einen gemeinsamen Stil zu entwickeln. Während wir Männer darauf bedacht sind, uns von Freunden deutlich zu unterscheiden. Gerne haben wir auch Freunde, die uns optisch keine Konkurrenz machen.

Im Gegensatz zu Carla, die auch vor mir längere Beziehungen hatte, gerät Marie zielsicher an die falschen Männer. Ihr Leben gleicht einer Vorabendserie. Wenn sie sich mal wieder neu verliebt, was im Abstand von etwa drei Monaten passiert, kann man davon ausgehen, dass die Beziehung in einem Desaster endet. Entweder der Typ betrügt und belügt sie. Oder er hat einen an der Waffel. Manchmal beides. Sie hat einen Hang zu Problemfällen und eine kilometerweite, magnetische Wirkung auf beziehungsgestörte Männer. Dabei sehnt sie sich nach nichts mehr als nach einer harmonischen Partnerschaft.

Vor vier Monaten, als sie einen gewissen Michael kennenlernte, dachten wir deshalb, wir müssten uns den Namen erst gar nicht merken. Was sich nun als Fehleinschätzung erweist. Denn Michael wird in die Geschichte eingehen. Als der Mann, der Marie in Rekordzeit zu einer Schwangerschaft verhalf, obwohl das Thema Kinderkriegen bei ihr gar nicht ganz oben auf ihrer To-do-Liste stand. Damit bestätigt sich der Spruch meiner Großmutter, die sagte: »Man kriegt immer das, was man gar nicht will.« Eine Lebensweisheit, die mir damals als Sechzehnjähriger nicht weiterhalf, weil ich unbedingt ein Moped wollte – und sonst gar nichts.

Ich erfahre von Maries Mutterglück erst mit zweistündiger Verspätung, als Carla von der Telefonkonferenz ins Wohnzimmer zurückkommt. Verheult und in einem emotionalen Zustand, in dem ich sie noch nie erlebt habe. Denn sie musste am Telefon einen Spagat leisten, der fast übernatürlich viel Kraft kostete. Natürlich freut sie sich über Maries unerwartete Schwangerschaft. Carla ist ein Mensch, dem das Wort Neid sowieso völlig fremd ist. Und wenn sie jemandem eine glückliche Fügung gönnt, dann ihrer Fast-Schwester Marie. Aber gleichzeitig ist diese Nachricht für Carla ein brutaler Schock. Denn während sie sich nichts sehnlicher wünscht als ein Kind, dafür wirklich alles tut und einen festen Lebenspartner mit dem gleichen Wunsch hat, pflückt sich Marie mal eben im Vorbeigehen Nachwuchs vom Baum der Fruchtbarkeit.

»Ist das vielleicht gerecht?«, fragt mich Carla mit tränenerstickter Stimme.

Nun, was soll ich darauf antworten? Emotional gesehen ist es natürlich eine Frechheit. Ein schlechter Scherz des Schicksals. Aber bei objektiver Betrachtung scheint es sich schlicht und einfach um einen Zufallstreffer zu handeln.

»Die Biologie kennt leider keine Gerechtigkeit – nur das Recht des Stärkeren«, sage ich.

»Toller Trost. Das heißt also, dass wir beide schwach sind?« Punkt für sie.

»Und diese These lässt übrigens auch dich nicht so gut aussehen«, sagt Carla. »Denn wenn so ein Vier-Monate-Michael mal eben ein Kind zeugt, könnte man schon auf die Idee kommen, dass es auch am Mann liegt, wenn es so lange nicht funktioniert ...«

»Wie meinst du das?«, frage ich, etwas überrascht über die Wucht ihres Angriffs. Schuldzuweisungen sind sonst gar nicht Carlas Art.

»Na ja, Michael ist immerhin fast zehn Jahre jünger als du«, sagt sie.

Zehn Jahre? Ich rechne kurz. Damit ist er auch zwei Jahre jünger als Marie. Nun folgt also auch sie dem seltsamen Trend zu jüngeren Männern.

»Sorry, auch wenn ich es selbst manchmal gerne tun würde: Mein Alter lässt sich leider nicht zurückdrehen, wie das manche Werkstätten mit dem Autotacho machen. Wenn das ein Problem für dich ist, musst du dir auch einen jungen Lover suchen.«

Langsam entwickle ich eine Wut auf diesen Michael, dem ich noch nie begegnet bin. Kommt da an, schwängert nach ein paar Wochen quasi im Vorbeigehen Marie und wird dafür noch gefeiert wie ein Held. Aus anderer Perspektive betrachtet, könnte man ihn auch als rücksichtslos und unverantwortlich bezeichnen. Hat der Mann vielleicht eine Kondomallergie?

»Sei nicht albern«, sagt Carla. »Aber du könntest schon etwas besser auf dich aufpassen. Zum Beispiel gesünder leben und mal länger als sechs Stunden schlafen.«

»Wie Michael? Ist das sein Geheimrezept für Blitzbefruchtungen?«

Jetzt muss Carla, deren Mascara vom Heulen völlig verlaufen ist, doch wieder lächeln. »Lass uns doch nicht streiten. Tut mir leid. Aber es ist keine einfache Situation für mich.«

»Weiß ich doch«, sage ich. Und nehme sie in die Arme. »Ich werde wirklich alles tun, damit es auch bei uns ganz schnell klappt, versprochen!«

Insgeheim hoffe ich jedoch, dass mich Carla nicht allzu wörtlich nimmt und ich das mit dem gesunden Leben nicht übertreiben muss.

»Glaubst du denn, dass dieser Michael es ernst meint, oder war der Zufall ein Unfall?«, starte ich einen kleinen Gegenangriff auf diesen nervigen Spielverderber.

»So richtig geplant war's wohl nicht. Aber Marie sagt, er sei auch total happy. Ganz süß, er hat auch schon einen Trainingsanzug und winzige Sportschühchen gekauft.«

»Und du denkst nicht, er möchte sich auf Kosten von Marie ein schönes Leben machen?«

Hintergrund meiner Frage ist, dass Marie von ihrer Großmutter Anteile an einer Fabrik geerbt hat, die Autositze herstellt und innerhalb dieses Marktes ein Monopol hat. Der Laden, den ihr Vater führt, ist eine Gelddruckmaschine. Carla sprach mal davon, dass Marie theoretisch drei Millionen schwer ist.

Aber auch *praktisch* ist sie nicht Not leidend. Sie lebt in einer 4-Zimmer-Penthousewohnung im angesagten Münchener Stadtteil Lehel. Dazu besitzt ihre Familie Häuser, wo man sie derzeit in gewissen Kreisen haben muss: in London, Gstaad und der Toskana. Zwar nennt Marie sich »Schmuckdesignerin« und hat ein Atelier mit angeschlossenem Verkaufsraum. Aber darin habe ich, von Partys abgesehen, noch nie potenzielle Käufer gesehen. Ihr Hauptabnehmer ist Carla, die allerdings den Schmuck geschenkt bekommt. Mein starker Verdacht ist also, dass Marie es nicht nötig hat, Geld zu verdienen. Ihr Laden ist so eine Art Arbeitsbeschaffungsmaßnahme für Vermögende.

»Wie? Du meinst, Michael ist ein Heiratsschwindler?«, fragt Carla amüsiert. »Er weiß doch gar nicht, dass Marie auch finanziell ein Haupttreffer ist.«

»Wirklich nicht?« Das killt natürlich meine These. »Aber vielleicht kann er sich's denken, wenn er ihre Lebensumstände analysiert«, spekuliere ich.

»Glaubst du denn grundsätzlich, dass es ein Mann nicht ernst meinen kann, wenn er sich nach vier Monaten an der Seite einer neuen Partnerin über die Aussicht auf ein Kind mit ihr freut?«, fragt Carla. »Kann es nicht einfach Liebe sein?«

Jetzt hat sie mich kalt erwischt, denn oft habe ich mich ihr gegenüber als großer Anhänger der »Liebe auf den ersten Blick« gerühmt.

»Hm, ich denke, dass ein Mann schon schnell spürt, ob er seine Traumfrau gefunden hat.«

»Na also, geht doch«, sagt Carla.

»Das Problem ist«, erwidere ich, »dass sich auf dem Markt draußen zu viele Blender tummeln, die genau wissen, wie sie eine Frau ins Bett kriegen. Nämlich, indem sie beim ersten

Date diese Sprüche bringen: *Du-bist-die-Mutter-meiner-un-geborenen-Kinder* ... und all diese Arien, die Frauen nun mal seit Urzeiten gerne hören.«

»Ach, was weiß ich, das ist ja nicht unser Problem, wir werden sehen«, sagt Carla. »Idioten gibt's auch genug unter den Männern, die beim ersten Date keine guten Sprüche draufhaben und sich erst nach zehn Jahren Partnerschaft zu Nachwuchs aufraffen können.«

Carla sieht meinen geschockten Gesichtsausdruck.

»Ich mein damit nicht dich«, sagt sie. »Obwohl, deine Sprüche damals, na ja ...«

Sie gibt mir einen Kuss und lacht.

»Marie weiß natürlich selbst, dass die Sache mit Michael etwas schnell ging«, sagt Carla. »Aber sie ist der Meinung, sie habe schon eine Menge Männer gehabt, doch noch nie ein Kind. Im Ernstfall ist ihr das wichtiger als Michael, und sie würde es auch allein großziehen. Oder mit einem anderen Mann. Oder mit mir zusammen.«

Ihre Augen füllen sich wieder mit Tränen.

»Ach, ich wünsche so sehr, dass bei Marie alles gut geht«, sagt Carla.

Sie schwankt nach dieser überraschenden Nachricht weiterhin zwischen Freude über Maries Schwangerschaft und einem stechenden Schmerz über ihren eigenen unerfüllten Wunsch. Und ich sitze etwas hilflos neben ihr. Es ist sicher nicht der passende Moment, um weiter Fernsehen zu gucken. Ich würde sie gerne trösten. Doch was soll ich sagen? Vielleicht, dass sie mit 38 Jahren noch nicht in Panik verfallen muss. Aber das weiß sie selbst. Wir Männer können eine ganze Menge. Aber wir werden nie wissen, wie sich solch ein Tag für eine

Frau anfühlt, die liebend gerne selbst ein Kind bekommen würde. Ein Tag, an dem so viele Ängste, Emotionen und Hoffnungen zusammentreffen.

»Du hast eben gesagt, du würdest wirklich alles tun«, sagt Carla schließlich.

»Aber klar doch.«

»Ich hätte da schon einen Wunsch.«

»Schieß los«, sage ich, froh darüber, dass ich vielleicht doch was für sie tun kann.

»Du musst mir aber versprechen, dass du nicht sauer bist«, sagt Carla.

»Wieso denn sauer?«

»Ich würde mir wünschen, dass du mal deine Spermien untersuchen lässt.«

Treffer. Jetzt hat sie mich wirklich kalt erwischt.

»Warum das denn?«

»Ich hab gelesen, dass die Spermien bei Männern über 40 Jahren rapide an Qualität verlieren.«

Spermienqualität. Mir fällt auf, dass Männer einen sehr speziellen Blick auf ihre Fortpflanzungsfähigkeiten haben. Sobald es um das Thema geht, denkt jeder Mann sofort an seine Potenz. Solange die gewährleistet ist, sehen wir weiter keine Probleme.

Carla hat recht. Auch ich dachte bisher ausschließlich an die Hardware. Und nicht an die Software, die sich womöglich verändern kann und letztlich entscheidender ist.

Was mich bisher so selbstsicher in der Einschätzung meiner Software machte, war ein Ereignis, das Carla nicht kennt. Ich wäre beinahe im Alter von 21 Jahren Vater geworden. Meine damalige Freundin wurde völlig ungeplant schwanger, aber sie entschied sich für eine Abtreibung. Und ich muss gestehen, ich war zu dieser Zeit nicht ganz unglücklich über ihre Entscheidung. Denn ich empfand uns beide als viel zu jung, um Eltern zu werden. Und ein Kind passte damals so gar nicht in meine Lebensplanung.

Ich habe Carla dieses Detail meiner Geschichte nicht bewusst vorenthalten. Aber man erzählt dem Partner eben nicht alles aus seinem früheren Leben, besonders wenn es an Exbeziehungen gekoppelt ist. Als dann bei Carla und mir das Babythema reifte, war es irgendwann unpassend und zu spät, um meine Fast-Vaterschaft noch zu erwähnen.

»Du meinst ... hm ... die Güteklasse hat durch mein Alter bereits abgenommen?«, frage ich Carla.

»Besser geworden ist sie sicher nicht«, sagt sie in ihrer entwaffnend ehrlichen Art. »Sonst wärst du ein Naturwunder. Neben dem Alter sind aber auch die gesunden Lebensumstände entscheidend ...«

»Also viel Alkohol und wenig Schlaf.«

»Du bringst es auf den Punkt. Aber im Ernst, es spielt noch eine Menge mehr eine Rolle: Stress, Krankheiten, genetische Veranlagung.«

»Schon klar. Und wie funktioniert das mit der Spermienuntersuchung, Doktor Carla?«

»Keine Angst, es ist völlig schmerzfrei«, sagt Carla. Sie weiß, dass ich selbst harmlose Zahnreinigungstermine Wochen vor mir herschiebe.

»Du weißt also bereits wieder im Detail, wie das funktioniert«, sage ich.

»Aber sicher. Ist alles ganz einfach. Du gehst zu deinem Urologen, produzierst dort, in Gedanken an mich natürlich, eine tolle Probe. Und er untersucht sie. Fertig. Machst du das mal – versprochen?«

»Versprochen.«

Nun bin ich derjenige, den die Sorgen und Zweifel plagen. Bisher ging ich automatisch davon aus, dass mein Beitrag zum potenziellen Nachwuchs makellos sei. Aber mein letzter Beweis dafür ist über 20 Jahre her. Was ist, wenn dem gar nicht so ist, wenn ich nicht mehr zeugungsfähig bin? Was würde das für unsere Beziehung bedeuten, wenn Carla von mir nie ein leibliches Kind bekommen könnte?

Verdammt, was für ein Tag.

Ich beschließe, der Unsicherheit ein schnelles Ende zu machen. Gleich morgen werde ich einen Termin beim Urologen vereinbaren.

Carla

Der Tipp

»Und? Habt ihr auch Kinder?«

Nachdem Martin und ich uns gerade gefühlte zwei Stunden die ausführlichen Beschreibungen eines Paares in den ersten Wochen seines glücklichen Elterndaseins angehört haben, musste diese Frage ja kommen.

Martin und ich schütteln den Kopf. »Nein, noch nicht.«

Keine Party ohne dasselbe Frage-Antwort-Spiel:

1. »Was macht ihr beruflich?«
2. »Wo wohnt ihr?«
3. »Habt ihr Kinder?«

Das Leben der anderen. Innerhalb von zwei Small-Talk-Minuten gescannt.

Wir feiern Maries 36. Geburtstag, und ich merke, wie meine gute Laune innerhalb von Sekunden Frostbeulen bekommt. Gerade waren wir noch zwei plaudernde Paare auf gleicher Augenhöhe. Jetzt komme ich mir vor, als hätten wir uns mit einer ansteckenden Hautkrankheit geoutet. Ungewollte Kinderlosigkeit – unvorhersehbar und kann jeden treffen.

Ich habe das Gefühl, als hätte ich den Bus verpasst und stehe auf einmal ganz allein an der Haltestelle, während alle anderen das Ticket zum Familienglück bereits eingelöst haben und abgefahren sind.

Was ist nur los heute? Ist wieder mal Weltkindertag? Oder warum dreht sich alles nur ums Thema Kind?

Es begann schon am Morgen. Neben meinem Frühstücksteller lag ein zusammengerolltes Blatt Papier mit Schleife. Wie schön, wieder mal ein Gutschein, dachte ich. Obwohl seine Gutscheine bisher ja eigentlich typisch für Geburtstage und Weihnachten waren. Diesmal lag ich mit meiner Vermutung aber daneben. Ich entrollte das Papier und sah auf den ersten Blick nur Zahlen und medizinische Fachausdrücke.

»Morphologie: 70 Prozent normal geformte ... Motilität: 40 % progressiv lebhaft bewegliche ...«

»Entscheidend ist der letzte Satz«, sagte Martin mit einem Siegerlächeln, als hätte er gerade den Grand Prix von Monaco zum dritten Mal in Folge gewonnen.

»Im vorliegenden Ejakulat zeigt sich eine sehr gute Fertilität«, las ich laut vor.

Mein Blick fiel auf mein gerade geköpftes Frühstücksei, und ich musste lachen. »Gutes Timing«, sagte ich. »Das heißt, bei dir ist alles in Ordnung?«

»Du siehst hier das Spermiogramm eines Dreißigjährigen«, lobte sich Martin selbst. »Alles in Topform, sagt der Arzt.«

»Mein Held. Ich bin stolz auf dich!«

Ich merkte, wie erleichtert Martin war. Wie oft hatte ich schon von Paaren gehört, die seit Jahren versuchen, ein Kind zu bekommen. Doch irgendwann stellt sich heraus, dass der Mann aufgrund seiner unzureichenden Spermienqualität gar keine Kinder auf normalem Weg zeugen kann. Immerhin liegt der Grund für Zeugungsunfähigkeit zu 40 bis 50 Prozent beim Mann. Auch wenn das einige Männer nicht glauben wollen und sich oft hinter Machosprüchen verstecken.

Viele Frauen kümmern sich daher in Eigenregie um die Optimierung des männlichen Beitrags. Wie meine Freundin Theresa. Sie ging so weit, dass sie ihrem Mann Mountainbike fahren und den wöchentlichen Saunagang mit seinen Kumpels im Sportklub verbot, weil das die Spermien schädigen soll. Oder Ina, die ihrem Freund heimlich Zink und L-Arginin, eine pflanzliche Aminosäure, die als natürliches Potenzmittel gilt, unters Essen mischte, um die Qualität seines Erbgutes zu erhöhen.

Sosehr ich mich über die gute Nachricht am Frühstückstisch freute, umso nachdenklicher wurde ich. Wenn bei Martin alles in Ordnung ist, warum bin ich dann eigentlich nicht schon längst schwanger? Was ist, wenn bei mir irgendetwas nicht stimmt? Wenn der Grund bei mir liegt, dass wir kein Kind bekommen? Ich meine, bisher hat kein Frauenarzt etwas Negatives feststellen können. Aber mittlerweile sind schon vier Monate seit meinem Geburtstag vergangen, und noch immer sind keine Anzeichen von morgendlicher Übelkeit oder Lust auf saure Gurken in Sicht. Vier komplette Zyklen Trockentraining.

Dabei habe ich mich in den letzten Monaten wirklich intensiv mit unserem Kinderthema beschäftigt. Ich nehme jeden Morgen Folsäure, Jod und Vitamin B, habe mir einen Stapel Bücher zum Thema Babywunsch besorgt und bin mittlerweile Expertin auf dem Gebiet der Deutung von Basaltemperaturkurven und Zervixschleim. Mein Körper und ich, wir waren uns noch nie so nah. Ziehen im Bauch, Brustspannen, Anzeichen von Kopfschmerzen und schlechter Stimmung? Jede noch so kleine Veränderung wird von mir genauestens registriert und sofort ausgewertet. Ich weiß genau, wann mein Eisprung stattfindet und meine fruchtbaren Tage sind. Erkenntnisse, die mich früher, als ich die Pille nahm, nie so wirklich interessierten. Damals war ich froh, wenn meine Tage überhaupt einigermaßen pünktlich kamen. Wann, wie, ob und wie weit mein Ei springt, war so unwichtig wie ein Bausparvertrag.

Dadurch, dass Martins Spermien einen Prädikatsstempel erhalten haben, lastet der Druck nun komplett auf mir. Unbewusst hat er mir damit die Schwarze-Peter-Karte zugeschoben.

Meine Güte, Carla, was sind das für schwarze Gedanken! Statt dankbar zu sein, dass bei Martin alles in Ordnung ist, fange ich schon wieder an zu grübeln, zu zweifeln und setze mich selbst unter Druck. Das würde einem Mann nie passieren! Ein typisches Frauending. Frauen grübeln, Männer dübeln. Das ist der Unterschied. Egal, ob die Schraube danach schief in der Wand sitzt – Hauptsache, sie ist drin. Männer handeln einfach, ohne über ihre Probleme nachzudenken. Während Frauen erst mal nachdenken und alles ausführlich mit ihrer besten Freundin besprechen, bevor sie handeln.

Wahrscheinlich waren wir beide einfach etwas gestresst in den letzten Monaten. Und wenn ich ehrlich bin, haben wir auch weniger miteinander geschlafen. Ich hatte viel zu tun in meiner Agentur. Kundenpräsentationen, Organisation von Fotoshootings und dann noch ein neues Computersystem. Oft kam ich erst sehr spät nach Hause und fiel sofort todmüde ins Bett. Allein. Was es eindeutig schwer macht, schwanger zu werden.

Wobei ich gestehen muss, dass ich nach einem voll gepackten Tag manchmal ganz froh bin, einfach nur in meinen alten Lieblingsflanellschlafanzug zu schlüpfen, mir meine sündhaft teure Nachtcreme ins Gesicht zu schmieren, die zwar sehr pflegend ist, aber auf meinem Gesicht eine fünf Zentimeter dicke Fettschicht hinterlässt, und mich dann allein unter die Decke zu kuscheln. An so einem Abend bin ich ganz dankbar, einfach nur schnell ins Schlafzimmer zu huschen, ohne dass Martin mich sieht und sich fragen könnte, wer dieses Gespenst mit dem weißen Gesicht ist, das da gerade im Schlafzimmer verschwindet.

Aber selbst im Dunkeln ist es manchmal schwierig, seine Beautygeheimnisse vor einem Mann zu verbergen. Wie letzte Woche, als sich Martin ins Bett tastete, sich an mich kuschelte und plötzlich sagte: »Wie riechst du denn? Wie meine alte Tante Ilse. Die hatte auch immer so einen Geruch von Rosen und Mottenpulver an sich.«

Dazu kommt ein Phänomen, unter dem auch viele meiner Freundinnen leiden. Die unterschiedlichen Schlafgewohnheiten von Frauen und Männern. Während ich der Meinung bin, dass spätestens eine Stunde vor Mitternacht eine durchaus angemessene Zeit ist, ins Bett zu gehen, überlegt mein Mann um diese Zeit, ob er sich noch eine zweistündige DVD anschaut oder doch lieber noch mit Stirnlampe eine Runde joggen soll. Um 23 Uhr ins Bett zu gehen, das fällt für Martin noch unter »später Mittagsschlaf«. Seiner Meinung nach wird Schlaf generell überbewertet. Da hat man schon mal einen Mann, aber geht trotzdem immer noch allein ins Bett. Na ja, natürlich nicht immer.

Aber nach fünf Jahren Beziehung ist das so eine Sache mit den Bettaktivitäten. Wie ein Lieblings-T-Shirt, das im Laufe der Jahre, trotz Feinwaschmittel, immer mehr an Farbe verliert, verblasst auch unser Sexleben etwas. Dabei war ich immer fest davon überzeugt, wenn ich mal wieder in der *Cosmopolitan* einen Artikel über »Wie beleben Sie Ihr Liebesleben?« gelesen hatte, dass ich das nie nötig haben würde.

»Bei uns hat's auch etwas länger gedauert«, sagt unsere neue Party-Bekanntschaft und schaut mich verständnisvoll an. Das hatte ich nicht erwartet. Statt Small-Talk-Ping-Pong ehrliches Mitgefühl.

»Ich hatte Endometriose und nur noch einen Eierstock. Ein Wunder, dass ich überhaupt schwanger geworden bin.«

Martin blickt mich irritiert an. Gespräche über Eierstöcke sind nicht so sein Ding, so genau möchte er das gar nicht wissen. Dankbar dafür, dass sein Glas gerade leer ist, entschuldigt er sich und ergreift mit dem Mann meiner Gesprächspartnerin die Flucht.

»Mir hat Akupunktur total geholfen. Ich kenne da einen ganz tollen chinesischen Arzt. Wenn du da mal hingehen möchtest, gebe ich dir seine Nummer.«

Wie bitte? Meine Eierstöcke sind in Bestzustand! Sehe ich schon so frustriert aus, dass ich Hilfe von Wunderheilern brauche? Das sage ich natürlich nicht. Stattdessen lächle ich freundlich und antworte: »Gerne – eine gute Idee.«

Meine Güte, wie sich die Zeiten ändern. Früher sprachen wir auf Partys noch über essenzielle Themen. Zum Beispiel, wie das Robbie-Williams-Konzert war und wann Carrie endlich Mr. Big heiraten wird. Jetzt unterhalten wir uns über Eierstöcke. Damals hat man sich einfach spontan auf ein Bier getroffen, Pizza bestellt und hatte einen witzigen Abend. Heute bekomme ich Monate vorher eine »save-the-date«-E-Mail als Vorankündigung für die Geburtstagseinladung. Und statt

Pizza gibt es Karotten-Ingwer-Suppe und Dinkel-Grünkern-Quiche.

Neben dem Kinderthema stehen Gesundheitsprobleme ganz oben auf der Partytalk-Liste. Kaum jemand, der nicht gerade irgendeine Darmsanierung oder Ayurveda-Diät macht und deswegen auf Alkohol und Kohlenhydrate verzichten muss. *Metabolic Balance* statt Chips und Erdnussflips. Ich habe das Gefühl, unsere Partys sind langweiliger geworden. Exzesse? Fehlanzeige. Der Höhepunkt ist mittlerweile, wenn jemandem das Rotweinglas aus der Hand auf den weißen Schiffsparkettboden fällt.

Gegen 22 Uhr verabschieden sich dann bereits die ersten Paare. Mit der willkommenen Entschuldigung, den Baby- oder Hundesitter auslösen zu müssen.

Maries Schwangerschaft scheint irgendwie ansteckend zu sein. Nie habe ich auf einer Party so viele Schwangere gesehen. Dabei sind die meisten bereits im Alter von Marie – oder darüber. Willkommen im Klubhaus der Spätgebärenden. Denn die durchschnittliche Mutter in Deutschland ist heute bei der Geburt bereits über 30 Jahre alt. Und ich werde dann die Seniorpräsidentin dieses Klubs.

Wie auch immer, gutes Karma. Ich atme tief ein und schließe kurz die Augen. Nächstes Jahr möchte ich hier auch mit dickem Bauch stehen. Und keiner stellt mir dann mehr die Frage: »Habt ihr auch Kinder?«. Denn die beantwortet sich von selbst.

Ich gehe in die Küche und gieße mir ein großes Glas Rotwein ein. Irgendeinen Vorteil muss es ja haben, noch nicht schwanger zu sein. Aber wo ist eigentlich mein eierstockgeschädigter Mann? Ich entdecke ihn auf dem Balkon, eifrig ins Gespräch vertieft mit einer sehr großen und sehr blonden Schönheit. Typ Giselle Bündchen, mit Mörder-High-Heels und Beinen bis zum nächsten Stockwerk.

Na super, während ich Tipps für die Familienplanung sammle, flirtet der Vater meines ungeborenen Kindes mit einer heißen Kandidatin für Germany's Next Topmodel. Demonstrativ stelle ich mich neben die Balkon-Giselle und Martin. Man muss als Frau gelegentlich Zeichen setzen.

Martin legt den Arm um mich und zieht mich an sich. »Stell dir vor, Anouschka hat Zwillinge«, sagt er.

Auch das noch! Ich frage mich, wie um alles in der Welt sie es mit ihrem Size-Zero-Figürchen geschafft hat, ein Kinder-Doppelpack auszutragen.

»Interessant«, sage ich. Was soll ich auch sonst sagen?

Wir haben kein Kind, geschweige denn zwei, keinen Hund und noch nicht mal einen Kanarienvogel, mit dem ich auftrumpfen könnte. Anouschka dagegen zeigt uns strahlend Fotos ihrer Zwillinge Lilly und Emma auf dem iPhone.

»Bei uns hat es drei Jahre und fünf IVF-Behandlungen gedauert«, sagt Zwillings-Anouschka, die sich von meiner Zurückhaltung ihr gegenüber offensichtlich nicht irritieren lässt.

»Wir hatten es eigentlich schon aufgegeben, bis uns eine Freundin Doktor Faber empfohlen hat. Dann hat es ratzfatz geklappt, wie man sieht.«

Anouschka strahlt eine so positive Überzeugung aus, dass ich augenblicklich davon angesteckt werde und meine Hormone, die gerade noch traurig vor sich hindümpelten, wieder Salsa tanzen.

Jeder hat hier anscheinend irgendwelche Geheimtipps auf

Lager. Gibt es denn überhaupt noch jemanden, der sein Baby ohne Hilfe von Akupunkteuren oder Kinderwunschärzten auf die Welt gebracht hat? Der Tipp von Anouschka hört sich gut an. Gleich morgen werde ich diesen Doktor Faber anrufen und einen Termin vereinbaren. Martin lächelt mich an, und irgendwie habe ich das Gefühl, da blitzt ein kleines bisschen Stolz in seinen Augen auf, dass wir durch seinen persönlichen und selbstlosen Giselle-Kontakt diesen Geheimtipp bekommen haben.

Das Sprechzimmer ist voll mit Frauen, die unkonzentriert in der *Gala*, *Bunte* und *ELLE* blättern. Dazu Paare, die sich immer wieder zulächeln, so als würden sie sich gegenseitig Mut machen wollen. Wir setzen uns auf die beiden letzten freien Plätze. Martin ist das Ganze sichtlich unangenehm. Wie den anderen Männern auch. Betreten blicken sie auf den Boden, tippen in ihre Smartphones und schauen immer wieder verstohlen auf die Uhr. Sie scheinen sich ungefähr so wohlzufühlen wie die Männer, die von ihren Frauen am Samstag in die Dessous-Abteilung bei H & M geschleppt werden. Wir nützen die Wartezeit, um unzählige Formulare mit merkwürdigen Fragen auszufüllen:

Wie lange befinden Sie sich schon in einer festen Beziehung?

Wie oft in der Woche haben Sie Geschlechtsverkehr?

Haben Sie einen regelmäßigen Tagesablauf?

Fragebögen für die Einreise in ein kommunistisches Land sind harmlos dagegen.

Doktor Faber, ein kleiner dunkelhaariger Mann um die 50, begrüßt uns und bittet uns, ihm gegenüber am Schreibtisch Platz zu nehmen.

»Was kann ich für Sie tun?« Er sieht uns kurz an.

Wir möchten gern bei Ihnen eine Karibikrundreise buchen. Was sonst. Was ist das denn für eine Frage? Ich denke, wir sind im angesagtesten Kinderwunschzentrum Deutschlands. Bevor ich antworten kann, ergreift Martin das Wort: »Wir wünschen uns ein Kind, und Sie wurden uns empfohlen.«

Das Telefon klingelt, Doktor Faber geht ran.

»Sagen Sie ihr, ich rufe gleich zurück. Die Hormonwerte sind katastrophal. So wird das nichts. Bis morgen soll sie zweimal täglich Progesteron vaginal nehmen.«

Doktor Faber legt auf und wirft einen flüchtigen Blick auf unsere ausgefüllten Fragebögen.

»Sie wissen schon, dass die Chance, in Ihrem Alter schwanger zu werden, bei weniger als 15 Prozent liegt. Tendenz weiter sinkend«, knurrt er in meine Richtung.

Toller Einstieg. Ich schlucke erst mal und versuche dann, mich zu rechtfertigen.

»Mein letzter Arzt war sehr zufrieden mit meinen Werten, und mein Mann hat ein exzellentes Spermiogramm.«

Stolz zähle ich unsere Vorzüge auf und komme mir dabei vor wie die Verkäuferin im Autohaus, die ein Auslaufmodell loswerden möchte.

»Das ändert nichts daran, dass die Qualität der Eizellen bei einer Frau ab Mitte 30 rapide abnimmt. Leider kann auch ich bei Ihnen die biologische Uhr nicht zurückdrehen. In Ihrem Alter noch schwanger zu werden, ist wie ein Sechser im Lotto oder der Haupttreffer beim Bingo.«

Na, das hört sich ja sehr motivierend an! Die Wahrscheinlichkeit, noch ein Kind zu bekommen, ist also ein einziges

Glücksspiel. *Baby-Bingo* – das richtige Kreuz auf dem richtigen Feld – eins, zwei, meins.

Nun klingelt Doktor Fabers Handy. Wieder geht er ran. »Ich komme sofort«, sagt er, »bereiten Sie schon mal alles für die Lokalanästhesie vor.«

Ich merke, wie sich ein Kloß in meinem Hals bildet. Mir war von Anfang an klar, dass ich mit Ende 30 nicht mehr zu der Gruppe der Frühgebärenden zähle. Aber dass es mit 38 Jahren so gut wie aussichtslos ist, überhaupt noch schwanger zu werden, war mir bisher nicht bewusst.

Doktor Faber steht auf und schaut uns an. »Also, ich schlage vor, ich untersuche jetzt kurz Ihre Frau, und dann sehen wir weiter. Herr Cornetti, gehen Sie doch bitte schon mal zur Blutabnahme.« Er schüttelt Martins Hand und schiebt mich hinter einen Paravent.

»Moretti. Ich heiße Moretti.«

Das ist das Letzte, was ich von Martin höre. Dann sind Doktor Faber und ich allein.

»Bitte unten rum frei machen.«

Kurze Zeit später liege ich auf dem Behandlungsstuhl und höre Doktor Faber sagen: »Na, das sieht ja ganz ordentlich aus.«

Ich fühle mich wie eine alte Melkkuh, die in letzter Minute der Schlachtbank entkommen ist.

»Sie können sich wieder anziehen.«

Die Untersuchung hat gerade mal zwei Minuten gedauert.

Ich steige vom Behandlungsstuhl, gehe wieder hinter den Paravent und ziehe mich an.

»Kommen Sie am zehnten Zyklustag wieder. Dann sehen wir weiter.«

Doktor Faber schüttelt meine Hand, öffnet die Tür und begrüßt das nächste Paar, das bereits von der Sprechstundenhilfe an mir vorbei in den Raum geschoben wird.

Martin wartet am Ausgang auf mich. Bepackt mit Infomaterial und Broschüren mit Titeln wie *Glücklich Eltern werden* und *Kinderwunsch leicht gemacht*. Schnell hilft er mir in den Mantel, und wir verlassen fluchtartig die Praxis.

»Was war das denn? Der Fließbandbetrieb in einer Legehühnerbatterie oder was?«, sagt er und sieht mich entgeistert an. »Das war ja schrecklich!«

»Und diese Praxis wurde gerade als eines der besten Kinderwunschzentren ausgezeichnet. Ich glaube es einfach nicht! Wir gehen da nicht mehr hin, ich setze da keinen Fuß mehr rein«, sagt Martin resolut.

»Vielleicht hatte Doktor Faber heute einfach nur einen schlechten Tag und besonders viel Stress«, versuche ich, mir meine Enttäuschung schön zu reden.« Hauptsache, er verhilft uns zu einem Baby.«

»Also ich für meinen Teil bin geheilt von so einer Reproduktionsklinik«, sagt Martin. »Wie sich das schon anhört! Ich bin doch keine Laborratte.«

Martin erkennt die Enttäuschung in meinem Gesicht und zieht mich an sich. »Sei nicht traurig. Lass es uns bis zum Ende des Jahres erst mal weiter auf natürlichem Weg versuchen. Was meinst du?«

»Ich denk darüber nach«, sage ich und schaue auf die Uhr. Bereits seit zwanzig Minuten sollte ich bei einem wichtigen Kundentermin sein. Unser Kinderwunschthema frisst eine Menge Zeit, die ich momentan eigentlich nicht habe. Über zwei Stunden haben wir für diesen Termin geopfert, der uns nicht wirklich weiterbrachte.

Am Abend telefoniere ich mit Marie und erzähle ihr von unserem Erlebnis mit Doktor Faber.

»Carla, Schatz, du darfst da auf gar keinen Fall nochmals hingehen«, sagt sie. »So ein Arzt tut dir nicht gut. Was du in deiner Situation jetzt brauchst, ist eine Ärztin in deinem Alter, die sich gut in deine Situation einfühlen kann und nicht so einen unsensiblen Losverkäufer. Du bist doch erst 38! Meine Nachbarin hat gerade mit 45 ihr erstes Kind bekommen. Lass dir da nichts einreden. Du wirst sehen, du bist schneller schwanger, als du denkst. Schau mich an! Vor ein paar Monaten war ich noch eine frustrierte Singlefrau, jetzt habe ich einen Mann neben mir auf dem Sofa sitzen und bin auch noch schwanger.«

Marie hat recht. Ich darf mich nicht entmutigen lassen. Wie viele berühmte Frauen haben schon vor über 30 Jahren ihre Kinder um die 40 bekommen: Audrey Hepburn ihren Sohn mit 40. Romy Schneiders Tochter Sarah wurde kurz vor deren 39. Geburtstag geboren. Und Ursula Andress war sogar schon 44, als sie ihr erstes Kind Dimitri Alexander zur Welt brachte. Und damals war die Medizin noch nicht so weit wie heute.

»Ich hab da eine super Ärztin für dich. Michaels Schwester hat sie entdeckt. Frau Doktor Steinberger ... soll sehr sympathisch sein. Probier die doch mal aus, ja?«

»Ach, irgendwie habe ich genug von Gynäkologen und Kinderwunschzentren«, sage ich.

Trotzdem verspreche ich Marie, mir Doktor Steinberger mal

anzusehen. Vielleicht wirklich keine schlechte Idee, zu einer Frau zu wechseln, zu einer Ärztin.

»Bitte nehmen Sie doch noch einen Moment Platz. Frau Doktor Steinberger ist gleich für Sie da.«

Die Sprechstundenhilfe führt mich in einen sonnendurchfluteten Raum mit weißen Designerstühlen und großen Lumas-Fotos an den Wänden. Es ist Dienstagmorgen, zehn Uhr, und ich bin allein im Wartezimmer.

Was für ein Unterschied zu Doktor Fabers Fließbandpraxis. Ich fühle mich, als wäre ich von der Economy in die First Class upgegradet worden.

»Hallo, Frau Moretti. Schön, Sie kennenzulernen.«

Eine überraschend jung aussehende, große Frau mit blonden kurzen Haaren begrüßt mich mit einem warmen Lächeln. Unter ihrem weißen Kittel trägt sie Jeans und Sneakers. Ich folge ihr ins Sprechzimmer.

»Ich habe schon von meiner Assistentin gehört, dass Sie sich ein Kind wünschen. Eine tolle Entscheidung. Ich habe drei. Meine Jüngste ist zwei Jahre alt – eine Nachzüglerin.«

Frau Doktor Steinberger sieht mich interessiert an und setzt sich hinter ihren weißen Schreibtisch, auf dem ein Bund frischer Lilien steht. Sie ist mir sofort sympathisch. Eine Frau, mit der ich mir vorstellen könnte, auch privat befreundet zu sein. Wie alt sie wohl ist? Drei Kinder hat sie, darunter eine Nachzüglerin im Alter von zwei Jahren. Ich rechne. Anfang 40 ist sie bestimmt.

Während mir Frau Doktor Steinberger ein paar Fragen zu meiner medizinischen Vorgeschichte stellt und sich dazu Notizen macht, merke ich, wie wieder Hoffnung in mir aufkeimt.

Hier scheine ich endlich mal an jemanden geraten zu sein, der ehrliches Interesse an seinen Patientinnen hat und sich wirklich Zeit nimmt.

»Meine älteste Patientin war 46, als sie ihr erstes Kind bekam. Ein süßes Mädchen«, erzählt Frau Doktor Steinberger. »In meine Praxis kommen viele Frauen, die sich erst spät für ein Kind entscheiden. Es ist ja heutzutage auch gar nicht so einfach, den richtigen Mann zu finden. Aber den haben Sie ja scheinbar.« Sie sieht mich lächelnd an.

»Ja, leider habe ich den aber auch erst ziemlich spät kennengelernt. Sonst hätte ich vermutlich schon längst Kinder.«

Gar nicht so einfach, die Sache mit dem richtigen Mann. Wie viele meiner Freundinnen sehnen sich nach einem Kind und würden dafür sofort ihren interessanten Job für eine Weile an den Nagel hängen. Wie Katharina, eine Schulfreundin von mir. Sechs Jahre war sie mit Max zusammen. Für Katharina war es immer klar, dass sie eine große Familie mit drei Kindern haben wollte. Ich weiß noch, wie sie mir glücklich erzählte, dass sie und Max sich schon beim zweiten Date auf die Namen ihrer ungeborenen Kinder geeinigt hätten. Beim ersten Sex hatte Max ihr ins Ohr geflüstert: »Lass uns eine kleine Katharina machen.« Was schwierig war, weil sie zu dem Zeitpunkt die Pille nahm.

Als sie die dann absetzen wollte, fand Max immer neue Gründe, warum gerade nicht der richtige Zeitpunkt wäre, eine Familie zu gründen: »Wir wollten doch diesen Winter unbedingt nach Ischgl zum Skifahren. Wenn du gerade dann schwanger bist, können wir das vergessen.« Oder: »Bei mir im Büro läuft's gerade nicht so gut. Ehrlich gesagt, wäre das jetzt ein ziemlich ungünstiger Zeitpunkt, ein Kind zu bekommen.

Wer weiß, ob ich nächsten Monat noch meinen Job habe. Lass uns da erst mal Sicherheit schaffen.«

So vergingen die Jahre, und das Kinderthema wurde immer wieder verschoben. Wie die Hochzeit übrigens auch. Bis Max sich in eine fünf Jahre jüngere Kollegin verliebte. Und auf einmal ging alles ganz schnell. Max verließ Katharina und zog zu seiner neuen Freundin. Die wurde schwanger, und er heiratete sie. Seitdem ist Katharina allein, um sechs Jahre älter und eine Erfahrung reicher.

Es ist nicht ganz einfach, mit 38 Jahren noch einen dieser raren Männer zu finden, die das ganze Familienprogramm nicht schon einmal hinter sich gebracht haben und heilfroh sind, wenn sie trotz Alimentezahlungen an die Exfrau gerade noch einigermaßen über die Runden kommen.

Und dann tickt auch noch die biologische Uhr. Während man als Frau bis Anfang 30 alle Zeit der Welt hatte, muss man danach mit der Tür ins Haus fallen. Kein großes Gerede um den heißen Babybrei herum – dafür fehlen uns nun schlichtweg die Zeit und Geduld. Top oder Flop. Wer schon am Anfang durchblicken lässt, dass er sich noch nicht reif für Kinder fühlt, wird radikal aussortiert. Jeder Tag zählt, um doch noch den potenziellen Vater seiner Kinder kennenzulernen.

Dass viele Männer sich da überfallen fühlen und lieber zu entspannten 28-Jährigen mit viel Zeit zum Kinderkriegen flüchten, müssen wir erwachsenen Frauen eben riskieren. Wobei wir zum Glück nicht mehr nur auf gleichaltrige oder ältere Männer angewiesen sind. Der Trend geht eindeutig zum jüngeren Mann, wie Marie beweist.

»Wenn es Ihnen recht ist, würde ich Sie jetzt gerne untersuchen, und dann besprechen wir alles Weitere.«

Frau Doktor Steinberger führt mich in den Nebenraum.

Während ich auf dem Behandlungsstuhl liege und sie mich untersucht, dreht sie den Monitor so, dass ich alles genau mit beobachten kann.

»Also, hier sehen wir die Gebärmutter. Die Schleimhaut hat sich schon gut aufgebaut. Ich denke, dass Sie in ein paar Tagen Ihren Eisprung haben werden. Das sieht alles sehr gut aus.«

Frau Doktor Steinberger sieht mich lächelnd an, und ich merke, wie sich plötzlich eine Riesenanspannung in mir löst.

Alles wird gut. In Gedanken sehe ich mich schon mit dickem Bauch zur wöchentlichen Ultraschalluntersuchung in die Praxis watscheln, mit diesem verträumten Lächeln auf dem Gesicht, das nur werdende Mütter haben.

Nachdem mir die Sprechstundenhilfe Blut abgenommen hat, vereinbaren wir, dass ich mich am Nachmittag telefonisch melde, um meine Hormonwerte abzufragen.

Kaum bin ich aus der Praxis, rufe ich Marie an.

»Marie, du hast mich gerettet. Frau Doktor Steinberger war ein super Tipp. Jetzt muss sich nur noch dein gutes Karma auf mich übertragen, und dann bin ich hoffentlich auch ganz schnell schwanger.«

Schließlich lief bei uns im Leben fast immer alles parallel. Selbst unser Zyklus hatte sich im Laufe der Jahre angepasst. Ein Phänomen, das sogar schon wissenschaftlich untersucht wurde. In den Sechzigerjahren befragte Martha McClintock, Biologiestudentin am Wellesley College in Massachusetts, 135 Bewohnerinnen eines Studentenwohnheims, wann sie ihre Periode hatten. Die Auswertung zeigte: Bei engen Freundinnen lag der Zeitpunkt direkt nach den Sommerferien im Schnitt sechseinhalb Tage auseinander, sieben Monate später waren es nur noch viereinhalb Tage. Bis heute gilt die Studie als Beleg dafür, dass soziale Interaktion eine wichtige Rolle bei der Synchronisierung des weiblichen Zyklus spielt.

»Wusste ich doch, dass dir Doktor Steinberger gefällt. Dann gib mal Gas, damit wir unsere Kinder noch gemeinsam im Kinderwagen durch die Gegend schaukeln können.«

Genauso haben wir es uns früher immer vorgestellt. Wir sind alle eine Big-Happy-Familie, unsere Kinder spielen zusammen, und jeden Sommer fahren wir gemeinsam in Maries Haus nach San Gimignano.

Nachmittags rufe ich in der Praxis an.

»Gutes Timing«, sagt Frau Doktor Steinberger. »Die Blutwerte haben ergeben, dass Ihr LH-Wert bereits gestiegen ist und Sie kurz vor Ihrem Eisprung stehen. Wenn Sie in den nächsten 24 bis 36 Stunden mit Ihrem Mann Geschlechtsverkehr haben, ist die Chance, schwanger zu werden, am höchsten. Machen Sie bei meiner Assistentin dann bitte noch einen Termin zur Blutabnahme für die nächste Woche aus, damit wir Ihren Progesteronwert überprüfen können.«

Ich trage diesen Termin gleich in meinem Outlook-Kalender ein, dabei fällt mein Blick auf den nächsten Monat. *Südafrika*, steht da mit roter Schrift markiert. Oh nein, das hatte ich total vergessen. Einer meiner Kunden plant eine große Fotoproduktion in Kapstadt und bat mich schon vor Wochen, das Shooting persönlich zu betreuen. Eigentlich ein Traumjob, zehn Tage Südafrika. Während hier in Deutschland die

Tage immer kürzer und dunkler werden, fängt in Kapstadt gerade der Sommer an. Ein Grund für viele Firmen, ihre Werbekampagnen zu dieser Jahreszeit dort zu fotografieren.

Ich merke, wie mein Gedankenkarussell sich zu drehen beginnt. Darf man in den ersten Schwangerschaftsmonaten überhaupt so lange fliegen? Marie hat mir erzählt, dass sie in den ersten drei Monaten nicht mal innerhalb Deutschlands geflogen ist, um sich auf keinen Fall einem Risiko auszusetzen.

Carla, das ist wieder so typisch für dich! Du bist noch nicht mal schwanger und machst dir schon jetzt Gedanken, ob ein Flug deinem ungeborenen Kind schaden kann. Ich schließe meinen Kalender und widme mich wieder den Rechnungen auf meinem Schreibtisch.

Auf der Rückfahrt nach Hause überlege ich, wie ich den Abend mit Martin am geschicktesten gestalte. Soll ich ihm sagen, dass heute der Tag der Tage ist und meine Ärztin uns grünes Licht für die Kinderplanung gegeben hat? Oder soll ich ihm nichts davon erzählen, um keinen unnötigen Druck aufzubauen?

Kürzlich las ich im Internet, dass Stress die Qualität von Spermien beeinflusst. Studien haben gezeigt, dass männliche Studenten während des Examens ein schlechtes Spermiogramm hatten oder teilweise sogar vorübergehend unfruchtbar waren, während die Spermienqualität nach der Prüfung wieder anstieg. Unglaublich, wie sensibel diese Jungs doch sind.

Doch die Entscheidung wird mir abgenommen. Martin ist auch auf Kuschelkurs, die Stimmung passt, und entgegen seiner Schlafgewohnheiten landen wir schon kurz vor Mitternacht im Bett. Gemeinsam.

Die Ergebnisse meiner zweiten Blutuntersuchung ergeben, dass ich unter einem leichten Progesteronmangel leide. Ein wichtiges Gelbkörperhormon, das die Gebärmuttermuskulatur entspannt und damit die Einnistung der befruchteten Eizelle unterstützt. Wie mir Frau Doktor Steinberger sagt, tritt dieser Mangel oft bei Frauen über 35 auf. Sie verschreibt mir ein Hormonpräparat, das ich jeweils morgens und abends vaginal anwenden soll. So soll es angeblich besser wirken und auch verträglicher sein. Martin erzähle ich davon nichts, er würde es sicher auch nicht wissen wollen. Es reicht schon, wenn ich die klebrige Masse, die von ihrer Konsistenz an getrockneten Magerquark erinnert, zwischen meinen Beinen spüre. Aber was macht man nicht alles, um seiner Eizelle ein schönes Nest zu bauen? Wenn Progesteron hilft, ihr ein gutes Plätzchen zum Andocken zu finden, nehme ich das gerne in Kauf.

In den folgenden beiden Wochen zwinge ich mich, nicht jedes Ziehen im Bauch oder das leichteste morgendliche Schwindelgefühl als erstes Anzeichen einer Schwangerschaft zu deuten. Das Timing war zwar diesmal perfekt, aber das muss ja noch nichts heißen. Kurz vor Beginn meiner Tage bekomme ich normalerweise immer starke Kopfschmerzen. Ein Arzt erklärte mir mal, dass die Ursache dafür ein extremer Östrogenabfall ist, zu dem es kurz vor der Menstruation kommt.

Und auch diesmal bekomme ich Kopfschmerzen. Sie erweisen sich als verlässlicher Indikator dafür, dass es leider ein weiteres Mal nicht geklappt hat.

Doch Frau Doktor Steinberger ist zuversichtlich. So verbringe ich viel Zeit in ihrer Praxis: Zyklusmonitoring, Blutuntersuchungen – und jeweils ab dem zehnten Zyklustag habe ich im Zwei-Tages-Takt drei Termine bei ihr. Beim Zyklusmonitoring wird der Zeitpunkt des Eisprungs möglichst genau bestimmt. Dabei lässt sich durch Ultraschalluntersuchungen feststellen, auf welchem Eierstock sich ein Eibläschen bildet und wie groß dieses Follikel ist. Über den Anstieg des Hormons LH lässt sich dann auf Stunden genau festlegen, wann der Eisprung zu erwarten ist und somit der beste Zeitpunkt für Sex ist.

Eine zeitintensive Angelegenheit. Unter dem Vorwand, dringende Bankgeschäfte zu erledigen, entwische ich zwischendurch immer mal kurz aus dem Büro. Soll ja schließlich nicht die ganze Agentur mitbekommen, dass Frau Moretti gerade mit allen Mitteln versucht, ein Kind zu bekommen. Wie machen das eigentlich andere Frauen?

»Entschuldigen Sie mich heute für ein paar Stunden, ich muss zum Arzt, meine Eier checken lassen.« Das kann man ja schlecht zu seinem Chef sagen. Und wenn man eine Frau zur Chefin hat und sie in das Kinderwunschthema einweiht, muss man wahrscheinlich damit rechnen, dass sie jeden zweiten Tag fürsorglich fragt, ob sie schon zum werdenden Mutterglück gratulieren darf. Auch, weil sie die Vertretung für den Mutterschaftsschutz rechtzeitig planen möchte.

Nach drei Monaten mit Zyklusüberwachung und Sex nach Plan sind Martin und ich ziemlich demotiviert. Dreimal Hoffnung, um dann doch wieder in ein Loch der Enttäuschung zu fallen. Irgendwie hatten wir uns das anders vorgestellt.

Vielleicht sollten wir doch mal über den nächsten Schritt nachdenken. Wie viel Zeit haben wir eigentlich noch? Fast ein Viertel aller 38-jährigen Frauen werden auch nach drei Jahren, in denen sie regelmäßigen, unverhüteten Sex haben, nicht schwanger. Las ich gerade in einem Artikel im Internet. Meine Güte. Drei Jahre! Dann wäre ich 41. Und selbst dann habe ich keine Garantie. So lange kann und will ich nicht mehr warten.

Am Abend bespreche ich das Thema mit Martin.

»Was sagt denn deine Ärztin dazu?«, fragt er.

»Sie wirkt eigentlich sehr positiv, aber über alternative Methoden haben wir noch nicht gesprochen.«

»Dann frag doch mal, was sie vorschlägt. Vielleicht können wir ja so eine IVW-Dingsda machen.«

»Das heißt IVF. In-vitro-Fertilisation. Super, du hast dich ja wirklich mit dem Thema beschäftigt.«

Ich bin gereizt. Und enttäuscht. Manchmal habe ich das Gefühl, Martin interessiert sich überhaupt nicht richtig für unseren Babywunsch. Geschweige denn über die Möglichkeiten, die es gibt. Es ist ein Thema, das mal kurz beim Abendessen angesprochen wird, bevor man zu den seiner Meinung nach wirklich wichtigen Themen übergeht. Wie zum Beispiel: Was schauen wir heute Abend im Fernsehen an? Martin merkt meine Verärgerung und wirkt ratlos. Er nimmt mich in den Arm und streicht mir eine Haarsträhne aus dem Gesicht. »Das wird schon. Ich habe gelesen, dass Ute Lemper mit 48 Jahren noch ein Baby bekommen hat. Da hast du ja noch ganze zehn Jahre Zeit.«

Er lächelt mich an. Das ist typisch Martin. Auf einmal wird mir bewusst, dass er mir keine große Hilfe sein wird. Und das ist kein schönes Gefühl.

Martin

Das Timing

»Und es muss unbedingt jetzt am Mittag sein?«, murmle ich leise in den Telefonhörer, denn meine Bürotür steht wie immer offen. »Ich meine, geht es nicht auch ganz entspannt ein paar Stunden später am Abend? Meine Mittagspause ist heute extrem knapp, ich hab um 14 Uhr eine Konferenz, da muss ich pünktlich sein.«

Carla experimentiert gerade mit einer neuen Supermethode, mit der wohl fast auf die Stunde genau die heiße Phase bestimmt werden kann. Sozusagen eine Ampel fürs Kinderkriegen. Ich möchte gar nicht im Detail wissen, wie das alles funktioniert. Carla beschwert sich gelegentlich, da sie das als Desinteresse wertet. Aber eine gewisse Ahnungslosigkeit macht es mir leichter, lässig zu bleiben und mich selbst nicht zu sehr in der Rolle eines Zuchthengstes zu sehen. Ich möchte trotz des Kinderwunsches noch ein bisschen Rennpferd bleiben.

Mich erstaunt zunehmend, wie die Generationen vor uns ohne all diese Hightech-Hilfen überhaupt jemals Kinder bekommen konnten. Und nicht wenige. Wenn ich meine Eltern früher fragte, wie ein Kind entsteht, dann sagten sie: »Durch Liebe.« Das stimmt grundsätzlich. Aber der Liebe allein können Carla und ich unseren Fortpflanzungswillen leider nicht mehr überlassen. Und Carla hat also errechnet, dass es unbedingt heute passieren muss. Und zwar jetzt gleich.

»So weit ist es schon, inzwischen muss ich betteln, dass mein Mann seine ehelichen Pflichten erfüllt«, sagt Carla gespielt entsetzt. »Früher hättest du für zehn heiße Minuten mit mir jede Konferenz sausen lassen.«

Das berühmte »Früher«-Argument. Damit kriegt man jeden Mann und kann ihm ein schlechtes Gewissen verpassen. Was soll man dazu schon sagen? Klar geben wir Männer am Anfang einer Beziehung Vollgas, um so schnell wie möglich das zu bekommen, was wir wollen. Und uns bei einer neuen Liebe rasch unsterblich zu machen. Aber das kann man uns doch nicht in den Folgejahren der Beziehung zum Vorwurf machen! Ständig Vollgas geben, außer in Hollywood-Filmen schafft das niemand. Selbst einen Porsche fährt man schließlich nicht immer am Limit. Er bleibt aber trotzdem ein Porsche. Auch bei niedrigen Drehzahlen ist er was ganz Besonderes.

Aber Autophilosophie kann man sich Carla gegenüber sparen. Für sie ist ein Auto ein Fortbewegungsmittel. Mehr nicht. Und schon gar nicht ein Argument für irgendwelche gewagten Theorien.

»Und falls du es schon vergessen hast, mein Liebster, ich fahre heute Abend nach Frankfurt. Tut mir leid, dass ich es dir nur ungefähr zehnmal gesagt habe. Das war wirklich nicht oft genug, wie man sieht.« Ihr Ton wirkt nun leicht gereizt.

»Hm, verstehe – das ist ja blöd«, sage ich etwas ratlos. »Aber bis ich zur Wohnung fahre und dann wieder zurück in den Verlag, ist meine Mittagspause um.«

»Dann komm ich zu dir«, sagt Carla entschlossen.

»Aber ... wie stellst du dir das vor? In meinem Büro? Die Jungs von der Unternehmensberatung gegenüber werden sicher ihren Spaß haben.«

Carla hat mich schon öfter im Verlag besucht und weiß, dass mein Büro rundum verglast ist. Zwar könnte man die Sonnenjalousien nach unten fahren. Theoretisch. Aber das an einem bewölkten Tag am Mittag zu tun, während des Besuchs seiner Frau, und dabei auch noch die Tür zu verschließen, das wären für den Flurfunk willkommene Neuigkeiten. Ganz zu schweigen von verräterischen Geräuschen, die nach außen dringen könnten.

»Mann, sei doch nicht so ein Spießer!«, sagt Carla. »Ich warte um halb zwei in meinem Wagen in der Tiefgarage auf dem Besucherparkplatz auf dich. Du erkennst mich an meinem Trenchcoat, unter dem ich nichts tragen werde. Sei also pünktlich, damit du mich als Erster entdeckst und ich mich nicht erkälte.«

»Aber ... Carla?«

Sie hat das Telefonat beendet. Also meint sie das ernst? Ich fürchte ja. Ein Mittagsquickie im Auto – sie hat recht, es gab Zeiten, da hätte bereits die Vorfreude darauf genügt, um an nichts anderes mehr denken zu können. Heute dagegen kreisen meine Gedanken weniger um schnellen Sex auf Ledersitzen, sondern darum, was passieren könnte, wenn wir dabei entdeckt werden.

»Hey, Carla hat recht, du bist wirklich ein verdammter Langweiler geworden!«, höre ich den wilden Martin aus alten Tagen sagen. »Was ist nur los mit dir? Da macht dir eine tolle Frau ein verlockendes Angebot. Und du spielst die Spaßbremse.«

Ja, eine tolle Frau ist Carla wirklich. Auch mit 38 Jahren toppt sie bei Weitem all die Praktikantinnen-Lolitas, von denen ich hier im Verlag täglich umzingelt bin. Wenn man von einer Frau sagt, sie sei »im besten Alter«, ist das üblicherweise nicht wirklich charmant gemeint. Im Grunde bedeutet es, dass diese Frau bereits über dem gewissen Punkt ist. Carla dagegen ist wirklich im besten Alter. Sie versprüht diese spezielle Mischung aus Sinnlichkeit und Gelassenheit, für die man nun mal einige Jährchen Lebenserfahrung braucht. Wie Lauren Hutton im legendären Film *Ein Mann für gewisse Stunden* mit Richard Gere. Sie war die Traumfrau meiner Jugend. Und die meiner Freunde ebenfalls. Wir schwindelten uns als Teenies mit 13 Jahren mehrmals ins Kino in diesen Film, der erst ab 16 Jahren freigegeben war. Lauren Hutton mag, als *Ein Mann für gewisse Stunden* in die Kinos kam, in Carlas Alter gewesen sein. Schon damals spürten wir, dass von Frauen in diesem Alter ein ganz besonderer Zauber ausgeht.

Ich konnte früher nie verstehen, warum so viele Männer ihre attraktiven Frauen betrügen, welchen Kick sie sich in Affären mit jüngerem und oft auch stilloserem Ersatz holen. Heute weiß ich, dass Schönheit sich abnützt, wenn man täglich damit konfrontiert wird. Man kann neben dem schönsten Bauwerk der Welt wohnen, wie zum Beispiel dem Dom in Florenz. Aber im Laufe der Zeit wird man über die Einzigartigkeit nicht mehr staunen, sondern sich irgendwann darüber aufregen, dass der Dom einen Schatten aufs Haus wirft.

Es tut mir leid, wenn ich Carla das Gefühl gebe, dass ich sie weniger als früher begehre. Das ist grundsätzlich nicht der Fall. Aber ihre Fixierung auf das Babythema wird zunehmend extremer. Um nicht zu sagen: manisch. Ihr Hauptmotiv für Sex ist nicht mehr Lust, sondern exakt getimte Zweckerfüllung. Und das ist für Männer alles andere als anregend. Sex *à point*, das erinnert uns in unangenehmer Weise ans Tierreich: Das Männchen wird nur mal kurzzeitig als Begatter gebraucht. Dann wird es davongejagt. Und kann sich freuen, wenn es nicht sogar umgehend aufgefressen wird, wie das einige Spinnenarten gerne mal zu tun pflegen.

Zugegeben, es ist mit Abstand betrachtet ein Luxusproblem, dass ich mit Carla nur noch kalenderorientierten Körperkontakt habe. Aber unser Liebesleben hat sich verändert. Es war mal außergewöhnlich intensiv und exzessiv. Jetzt gibt es eine zyklusbedingte Hauptsaison. Und eine lange, monatliche Nebensaison, die an Ruhe und Überschaubarkeit kaum zu übertreffen ist.

Es geht so weit, dass mich Carla sogar an einem Tag außerhalb des Erfolg versprechenden Zeitfensters ermahnte, ich solle »mein Material nicht unnötig vergeuden«. Ja, solche Diskussion führen wir inzwischen. Aber was soll's, wenn unser Zweck-Sex denn bald zum Erfolg führt.

Andere Paare nehmen noch extremere Kosten und Mühen auf sich: wie ein Freund von mir. Seine Frau und er versuchten ein Kind zu bekommen. Das Problem dabei: Sie arbeitete zu dieser Zeit in Hamburg, er lebt in München. »Sicher zehn Mal bin ich kurzfristig am Abend nach Hamburg geflogen, wenn es gerade mal wieder so weit war. Und am Morgen mit der ersten Maschine wieder zurück«, berichtete er. »Du kannst dir vorstellen, was ein Ticket kostet, das man zwei Stunden vorher bucht.«

Zumindest bei den beiden hat sich die Investition gelohnt. Inzwischen hat er eine Tochter, die gerade ihren zweiten Geburtstag feierte.

»Herr Moretti«, ruft Herr Raske, als ich von der Tiefgarage die Treppen nach oben sprinte und dabei den Eingang des Verlagshauses passieren muss, an dem er in seiner Pforte thront. »Sie hatten wohl zu Hause etwas vergessen.«

»Was ... wie meinen Sie das?«, frage ich erstaunt.

»Na, weil doch Ihre Frau hier war.«

Ich spüre, wie mein von der heißen Autonummer mit Carla erhitzter Kopf noch röter wird. »Woher wissen Sie das?«

»Ich hab sie schon ein paar Mal mit Ihnen gesehen und gleich wiedererkannt. Sie fährt doch ein schwarzes Minicabrio.«

»Sie haben meine Frau von hier aus gesehen? Das geht doch gar nicht. Die Tiefgarageneinfahrt ist hinter dem Gebäude.«

Herr Raske lacht schallend. Er ist einer dieser Typen, denen absolut nichts entgeht und die sich in der Rolle der Allwissenden sichtlich gefallen.

»Bis vor zwei Wochen wäre das auch nicht gegangen«, sagt er. »Aber jetzt haben wir Überwachungskameras eingebaut. Es wurden nämlich in diesem Jahr bereits viermal Autos aufgebrochen – tagsüber. Wie dreist, oder? Da mussten wir was dagegen tun.«

Überwachungskameras? Okay. Ich sehe im Zeitraffer vor mir, wie sich meine Kollegen immer wieder das Video ansehen, in dem ich Sex in einem Mini habe. Immerhin mit der eigenen Frau, was im Verlag nicht bei allen Tradition hat. Allerdings recht unbequemen, wie ich schmerzlich erfahren musste. Denn es gab in Form des Schaltknüppels harte Phalluskonkurrenz. Vermutlich komme ich nun langsam in das Alter, in dem man für sein Liebesleben ein gepflegtes Bett den ungewöhnlichen und exotischen Orten vorzieht.

»Kameras, eine gute Idee ...«, höre ich mich sagen.

»Ja, seitdem ist auch nichts mehr passiert«, pflichtet mir Herr Raske bei.

Ich finde, er sagt es ohne spöttischen Unterton. Aber ganz sicher bin ich mir nicht.

»Ja, meine Frau hat mir noch ein paar wichtige Unterlagen gebracht. Also, ich muss los, bin spät dran. Wir haben gleich eine wichtige Konferenz.«

»Na, dann mal viel Vergnügen«, sagt Herr Raske.

Hat er das Wort »Vergnügen« nicht irgendwie seltsam betont?

Die folgenden sechs Stunden werden zu den qualvollsten meines Lebens. Ich wage es nicht, nach der Konferenz nochmals in die Tiefgarage zu gehen, um sofort nachzusehen, wohin genau die Kameras gerichtet sind. So würde ich endgültig Herrn Raskes Misstrauen wecken. Am Ende hält er mich noch für den Autoknacker.

Erst als ich am Abend das Haus verlasse, kann ich die Kamerawinkel unauffällig checken. Was für ein Glück, der Bereich des Besucherparkplatzes, auf dem Carla und ich vor ein paar Stunden für einen zukünftigen Rentenzahler sorgen wollten, ist von den Kameras nicht erfasst. Er ist wohl keine gefährdete Zone für Straftaten.

Im Gegensatz zu Paris Hilton wird es von mir also vorerst kein öffentliches Sexvideo geben. Das ist die gute Nachricht. Die schlechte erfahren wir zwei Wochen später: Wir werden kein Tiefgaragenbaby bekommen.

»Ihr müsst doch nicht extra kommen«, sagte mein Vater am Telefon. Das sagt er immer. Und meint es auch so. Denn er gehört noch einer Generation an, die sich selbst nicht allzu wichtig nimmt. Eine aussterbende Generation.

Mein Vater feiert an diesem Wochenende seinen 75. Geburtstag. »Ist doch nur ein halb runder«, erklärte er bescheiden. Aber da der Geburtstag auf einen Samstag fällt, haben Carla und ich beschlossen, meine Eltern am Wochenende zu besuchen und mit ihnen zu feiern.

Ein Ausflug, der nicht ganz selbstlos ist. Denn meine Eltern wohnen in einer kleinen, idyllischen Stadt in Südtirol, in der ich auch aufgewachsen bin. Es ist immer wie ein Kurzurlaub, in diese Bilderbuchwelt einzutauchen, in der man schöne Bergtouren machen und im Winter Ski fahren kann.

Viele meiner Jugendfreunde sind in meiner Geburtsstadt geblieben. Und manchmal beneide ich sie. Sie wirken äußerlich gelassener und glücklicher als ich und meine Freunde in München, von denen einige fast jedes Wochenende über die chronisch überlastete Autobahn hierher nach Südtirol kommen. Auf der Suche nach einem Stückchen Authentizität und Urigkeit. Aber wirklich dazugehören werden sie nie.

Wenn ich also, wie heute an einem Samstagvormittag, mit Carla durch die etwa dreihundert Meter lange Fußgängerzone bummle, höre ich ein »Hoila, Martin« von allen Seiten. Die dreihundert Meter dauern ein Stunde, weil sich hier jeder noch Zeit für ein Gespräch nimmt.

Und nicht nur dafür. Auch die Familienplanung wird sichtlich konsequent und frühzeitig angegangen. Die Frage unter 40-plus-Freunden ist nicht wie in München ein diplomatisches: »Habt ihr Kinder?«, sondern ein unverblümtes: »Wie viela Kindo hoppas'n ietz?« Und es wird eine Zahl von mindestens zwei aufwärts erwartet.

Auch heute haben wir uns wieder langsam vorangearbeitet, viele Bekannte und Schulfreunde getroffen, als plötzlich Walter vor uns steht. Seinem Vater, einem Bauunternehmer, gehört quasi das halbe Tal. Und auch Walter hat im väterlichen Unternehmen Karriere gemacht, obwohl er in der Schule eher durch große Sprüche als durch große Leistungen auf sich aufmerksam machte. Aber die Provinz hat ihre eigenen Gesetze, und viele Hinterbänkler aus meiner Klasse haben es zu erstaunlichem Wohlstand und Selbstbewusstsein gebracht.

Walter begrüßt mich überschwänglich, obwohl wir nie dicke Freunde waren. Carla steht derartigen Begrüßungsszenen immer etwas zwiespältig gegenüber. Als gebürtige Frankfurterin muss sie sich bemühen, den kantigen Dialekt halbwegs zu verstehen. Zwar liebt sie die alpine Welt, und wir haben zu Hause karierte Bettwäsche und Tassen mit grünen Hirschen drauf. Aber der örtliche Humor, der eher mit der Axt als mit dem Tranchiermesser arbeitet, ist nicht so ihr Ding.

Heute jedoch ist Carla völlig verzückt. Denn Walter trägt auf seinen Armen ein kleines Stoffbündel, aus dem eindeutig ein Minikopf mit flaumigen Haaren ragt. Ein lustiger Anblick. Der riesige Walter mit diesem winzigen Wesen. Wie ein Bagger mit einem Küken in der Schaufel.

»Es kennt mo gratuliern. Des isch inso Robin«, sagt Walter stolz.

»Wie-süß-oh-Gott-wie-niedlich«, schwärmt Carla. Sie hat diesen reflexartigen, sanftmütigen Madonnenblick, der sich bei ihr sofort einstellt, wenn sie kleine Kinder, kleine Hunde oder Eichhörnchen sieht. Schon dieser Blick ist es wert, dass sie ganz bald Mutter wird.

»Der kleine Robin, ach wie goldig, wie lieb, der ist ja noch keinen Monat alt, oder?«, fragt sie Walter.

»Drei Woch'n«, sagt Walter und strahlt übers ganze Gesicht.

»Ein Nachzügler, oder? Du hast doch schon zwei Töchter«, erinnere ich mich.

Walter muss so sehr lachen, dass ihm Robin fast aus dem Arm gleitet.

»Wos, du denksch, des isch meindo!«, amüsiert er sich.

Ich weiß nicht, was daran so lustig sein soll. Und auch Carla guckt etwas verwirrt.

»Martin, des isch mei Enklkind. I bin Opa gwordn, wos sogschn dozua? Die Magdalena hot für sel gsorgt.«

Ich sage erst mal gar nichts, denn mir bleibt die Luft weg. Walter war mit mir in einer Klasse. Das heißt, er ist auch so alt wie ich. Und er wurde vor drei Wochen Opa. *Opa!* Nach dem ersten Schock merke ich jedoch, dass rein rechnerisch Walters Großvaterfreuden gar nicht so außergewöhnlich sind. Die Mutter des Babys, seine Tochter Magdalena, ist wohl mindestens 20 Jahre alt. Es ist also keine Teenie-Schwangerschaft in der Familie nötig, um Männer unseres Alters zum Großvater zu machen.

Nur mit Mühe können wir uns nach einer halben Stunde vom stolzesten Opa Südtirols loseisen, nachdem Carla das Bündel auch mal in die Arme nehmen durfte.

Den restlichen Weg bis zum Haus meiner Eltern gehen Carla und ich schweigend nebeneinander her. Ohne es auszusprechen, denken wir wohl beide dasselbe: Warum lachte Walter wie ein bekokster Braunbär bei dem Gedanken, dass er nochmals Vater geworden sein könnte? Heißt das: Wir beide sind bereits zu alt, um noch Eltern zu werden? Haben wir den richtigen Zeitpunkt verpasst? Wirke ich lächerlich, wenn ich demnächst mit fast 50 Jahren einem kleinen Steppke auf dem Spielplatz hinterherlaufe – immer in akuter Gefahr, mir einen Bandscheibenvorfall zu holen, wenn ich das Kind aufs Klettergerüst hieve?

Mein Vater war 28, als ich zur Welt kam. Ich hatte aber nie das Gefühl, einen besonders jungen Vater zu haben. Ich wäre bei der Geburt unseres Wunschkindes knapp 20 Jahre älter als er.

In den USA gibt es für die späten Väter im Opa-Alter sogar einen eigenen Begriff: »Sods«. Das bedeutet »Start-Over-Dads« – also Männer, die bereits Väter von erwachsenen Kindern sind, aber ihre Vaterqualitäten nochmals mit Abstand beweisen möchten. Für die neue Vaterschaft wählen sie aber eine wesentlich jüngere Frau.

Das habe ich nicht vor. Trotzdem vermag ich in diesem Moment Carla keinen echten Trost zu bieten. Es ist so, wie es ist. Wir sind nicht mehr ganz jung. Aber um Großeltern zu werden, müssen wir erst Eltern werden, daran führt kein Weg vorbei. Opa kann ich dann noch früh genug werden, das eilt nicht.

Wir wussten vor dem Ausflug nach Südtirol, dass der Tag der Tage genau auf dieses Wochenende fallen könnte. Wir wussten aber nicht, wie schwer es sein kann, im ehemaligen Kinderzimmer mitten am Tag für den Fortbestand der Familie zu sorgen, während im ganzen Haus noch der Mittagsessensduft von Schlutzkrapfen mit Sauerkraut in der Luft liegt, unten die Eltern mit ihren zwanzig besten Freunden sitzen und hörbar

Spaß haben. Klar, sie plagt ja auch mindestens eine Sorge weniger als uns, weil sie beizeiten für Nachkommen gesorgt haben.

Meine Eltern ließen mein Zimmer nahezu unberührt. Es wirkt wie ein Martin-Museum. An der Wand hängt noch die für meine Jugendzeit typische Mischung aus Hoch- und Popkultur: ein Kunstdruck von Matisse neben einem Poster von Boney M. In der Ecke stehen alte Tennis- und Squash-Schläger und im Regal Pokale von gewonnenen Skirennen, die meine Mutter beharrlich vom Staub der Geschichte befreit. Sogar die Deckenlampe ist noch dieselbe wie damals. Ein silberner Rundstrahler, der wie ein Ufo aussieht. Ich war als Junge mächtig stolz auf diese Lampe. Damit lag ich einrichtungsmäßig weit vorn.

Ich kann die Lampe bestens studieren, weil wir uns entschlossen haben, dass Carla die Position auf dem Hochsitz belegen darf. Ein Entschluss, der akustische Gründe hat. Wir haben gemerkt, dass in dieser Choreografie mein schmales, betagtes Jugendbett am wenigsten Geräusche macht. Am wenigsten, das heißt, dass die zarteste Bewegung immer noch von einem mittellauten Geräusch begleitet wird, so als würde das betagte Holz unter unserer Last stöhnen.

Es ist nicht ganz einfach, angesichts dieser Umstände ernst und konzentriert zu bleiben. Ich schwanke zwischen drei Albtraum-Variationen:

1. Dass mein Onkel Albert mit einem jovialen Grinsen die Quietschgeräusche im Stockwerk über ihm mit einem »Na, die haben aber ihren Spaß« kommentiert.

2. Dass das Bett nach über 30 Jahren treuer Beständigkeit gerade heute lautstark zusammenkracht.

3. Dass mein Vater arglos nach oben kommt, um nachzusehen, ob alles in Ordnung ist.

Carla geht es wohl ähnlich. Sie prustet plötzlich inmitten unserer Aktivitäten los, klettert von mir und legt sich lachend neben mich.

»Das geht nicht«, sagt sie, »es ist nicht wirklich romantisch.«

»Ja, ich befürchte auch, dass unser Kind einen schlechten Musikgeschmack bekommt, wenn es unter einem Boney-M.-Plakat gezeugt wird«, sage ich.

Wir ticken eben doch im Gleichklang, das ist die schöne Erkenntnis dieses gescheiterten Schäferstündchens. Ich weiß schon, warum ich diese Frau liebe.

»Lass es uns am Abend nochmals versuchen«, schlägt Carla vor, »das muss ja zeitlich auch noch genügen.«

»Ja, diesem Zimmer tut Dunkelheit sicher gut«, sage ich.

»Na, habt ihr ein bisschen geruht«, sagt meine Mutter arglos, als wir wieder nach unten kommen.

Onkel Albert dagegen wirft mir einen verschmitzten Blick zu.

Carla

Die Prinzessin

»Was meinst du? Nehmen wir einen aus der Maremma oder einen Sizilianer?«

Es ist Samstagnachmittag, und ich mache mit Martin einen Einkaufsbummel durch die Münchner Innenstadt. Genauer gesagt stehen wir seit einer halben Stunde in einem Feinkostgeschäft, um einen Rotwein für Anne und Jan auszuwählen, bei denen wir heute Abend zum Essen eingeladen sind.

Eine Flasche Rotwein? Für mich eine Sache von Minuten! Aber mit Martin kann das Ganze schon mal Stunden dauern. Denn was für Frauen Schuhe sind, das ist für Martin Wein. An einem gut sortierten Weinladen kommt er einfach nicht vorbei. Und Namen wie *Brunello di Montalcino* und *Sassicaia* haben auf ihn die gleiche euphorisierende Wirkung wie auf mich Louboutin und Jimmy Choo. Ihm geht es um den Abgang, mir um den Absatz. Mit einer Geduld, die er sonst nicht hat, durchforstet Martin Weinregale nach ungewöhnlichen Tropfen. Und kann dabei mit dem Verkäufer endlose Dialoge über den angeblich besten Jahrgang führen.

Wie viele Männer träumt Martin von einem eigenen Weingut. Eines wie in seinem Lieblingsfilm *Ein gutes Jahr* mit Russell Crowe. Mit dem kleinen Unterschied, dass darin ein Börsenmakler das riesige Weingut seines Onkels in Südfrankreich erbt. Während Martins Onkel uns höchstens seine Doppelhaushälfte hinterlassen könnte. Trotzdem vergeht kein Sonntag, an dem Martin nicht mal kurz ins Internet geht, um sich zum Verkauf stehende Weingüter in der Toskana oder Apulien anzusehen. »Amore, schau mal. Zehn Hektar Land. Das wär's doch ...«

Im Geiste sieht er sich wahrscheinlich schon mit Gummistiefeln und Hund an seiner Seite den Besitz abschreiten. Das Glas Wein in der Hand, den Blick versonnen in die Ferne gerichtet, während die Sonne langsam hinter seinen Weinbergen untergeht.

Aber die Leidenschaft meines Mannes hat auch etwas Praktisches: Egal in welchem Kaufhaus ich ihn verliere, spätestens in der Weinabteilung finde ich ihn wieder.

»Welchen Wein? Keine Ahnung. Du bist doch der Experte«, sage ich gelangweilt und überlege, ob ich schon mal nebenan zu Zara gehen soll. Erfahrungsgemäß kann das hier noch länger dauern.

Wir klingeln, und ein kleines Mädchen im Prinzessinnenkleid und mit Glitzerreif im Haar öffnet die Tür.

»Hallo, Sophie, du bist aber groß geworden.« Ich ertappe mich bei genau dem gleichen Satz, den früher die Freunde meiner Eltern zu mir sagten. Er ist inzwischen nicht unbedingt origineller geworden.

Sophie sieht uns mit einer Mischung aus Skepsis und Neugierde an, die nur Vierjährige so perfekt hinkriegen. Sie sagt nichts, bewegt sich nicht, hält aber die halb offene Tür weiter fest, sodass wir nicht in die Wohnung kommen. Etwas unschlüssig lächeln wir sie an.

»Willst du uns denn nicht reinlassen?«, fragt Martin.

Zum Glück kommt in diesem Moment Anne.

»Wir haben eine harte Türsteherin«, sagt sie und begrüßt uns mit Küsschen. »Legt eure Sachen einfach hier über den Stuhl«, sagt Anne, die etwas gestresst wirkt. »Sophie wollte euch unbedingt noch sehen.« Sie wendet sich Sophie zu: »So, kleine Prinzessin. Jetzt aber ab ins Bett.«

Doch Sophie hat andere Pläne. Sie nimmt meine Hand und zieht mich in Richtung Kinderzimmer. Zimmer? Nein, es ist eine pastellfarbene Kleinmädchenwelt mit einem Barbie-Prinzessinnen-Schloss, einer großen Sammlung von Filly-Pferden und Prinzessin-Lillifee-Bettwäsche. Schon erstaunlich, dass Mädchen auch heute immer noch so deutlich Mädchen sein wollen. Daran hat sich seit meiner Kindheit scheinbar nichts geändert. Ich setze mich auf ein kleines Holzstühlchen und komme mir vor wie Schneewittchen bei den sieben Zwergen.

Dieses Prinzessinnenreich muss sich Martin unbedingt ansehen. Denn er ist es, der sich sehnlichst eine Tochter wünscht. Als wir kürzlich im Fernsehen einen Bericht über einen amerikanischen Arzt sahen, der im Rahmen einer IVF-Behandlung sogar vorab das Geschlecht bestimmen kann, war Martin kurz davor, sofort einen Flug nach L. A. zu buchen. Mädchen oder Junge? Ich habe mir, ehrlich gesagt, noch keine Gedanken darüber gemacht. Hauptsache, es klappt jetzt endlich mal und wir bekommen überhaupt ein Kind.

»Glaub mir, von mir hat Sophie dieses Prinzessinnengen sicher nicht geerbt«, sagt Anne, die nun auch ins Kinderzimmer gekommen ist, und zuckt entschuldigend mit den Schultern. »Wir wollten aus ihr ein emanzipiertes Mädchen machen, das auch mit Baggern und Autos spielen darf. Aber es besteht noch Hoffnung. Nur die Hälfte des geschlechtsspezifischen

Verhaltens soll angeblich angeboren sein. Der Rest ist vom Umfeld abhängig. Wir arbeiten hart daran, Sophie für andere Farben als Pink und Rosa zu begeistern.«

Mit kindlicher Begeisterung zeigt mir Sophie jeden Raum in ihrem Plastikschloss. Ich bewundere Kronleuchter, Glitzerbettdecken und manuell steuerbare Fahrstühle.

»Da sieht man mal wieder, wie man schon als Mädchen geprägt wird. Schlösser, Pferde und Kutschen«, sagt Anne. »Aber statt im Schloss sitzt man dann in der 3-Zimmer-Wohnung.«

»Und hat statt Ken Käpt'n Blaubär zum Mann«, sage ich.

Wir schauen uns an und müssen lachen.

»Erzähl, wie geht's dir?«, frage ich Anne.

Wir haben uns länger nicht gesehen. Seit es Sophie in ihrem Leben gibt, sind unsere Treffen selten geworden.

»Abgesehen davon, dass Sophie, Jan und ich die letzten Wochen abwechselnd eine Erkältung hatten, die Sophie aus der Kita eingeschleppt hatte, ist alles okay. Ich habe allerdings ziemlich viel Stress im Büro, weil ich sie jeden Tag schon um vier Uhr aus der Kita abholen muss. Da bleibt nicht mehr viel Zeit für anderes. Für Zweisamkeit mit Jan zum Beispiel. Du verstehst, was ich meine.«

Anne schaut mich mit verschwörerischem Blick an, während Sophie auf meinen Schoß klettert und mir ein Plastikpferd mit blonder langer Mähne entgegenstreckt.

»Schau mal, das hat ganz lange Haare. So wie du.«

»Das ist ja toll«, sage ich und bewundere die Glitzerspangen und Strassklammern im Pferdehaar.

Mit ihren kleinen Fingern entfernt Sophie die Haarspangen aus der Mähne und fängt an, sie in meine Haarsträhnen zu klemmen. Ein Gefühl von Wärme erfasst mich. Wahrscheinlich gibt es bei uns Frauen so ein spezielles Mama-Hormon, das automatisch ausgeschüttet wird, sobald uns ein Kind mit seinen großen Augen nur ansieht. Meine Hormone haben jedenfalls gerade einen Megaschub davon bekommen.

»Du hast viel schönere Haare als Mama. Nicht so kurz und langweilig«, sagt Sophie zu mir.

»Na danke«, sagt Anne. »Da ist man die Zofe einer Prinzessin, und dann muss man sich so was anhören.«

Mit gespielter Entrüstung steht Anne von ihrem Miniaturstuhl auf. »So, meine untreue Tochter-Zeit, schlafen zu gehen. Sag Tante Carla Gute Nacht.«

Sophie kuschelt sich noch tiefer in meine Arme und kreischt plötzlich mit weinerlicher Stimme: »Nein! Ich will, will, will nicht ins Bett. Ich möchte Carla noch Chi Chi Love zeigen.«

Ich blicke Anne verständnislos an.

»Chi Chi was? Ist das eine Kampfsportart?«, frage ich.

Anne lacht. »Nein, ganz harmlos. Das ist so ein kleines Hündchen, mit dem sie jetzt alle spielen«, sagt sie und sieht auf einmal ziemlich müde aus.

»Na, dann komm. Wir beide gehen jetzt Zähne putzen, und danach zeigst du mir noch dein Chi-Chi-Dingsda«, sage ich zu Sophie. Und zwinkere Anne zu. Ein bisschen Mama zu spielen macht doch Spaß, und ich habe das Gefühl, dass auch Anne ganz dankbar ist, mal ein paar Minuten Verschnaufpause zu haben.

»Ich hab gehört, ihr wart in der Toskana und bei deinen Eltern in Südtirol«, sagt Jan zu Martin. Er rührt im Topf mit dem Steinpilzrisotto und gießt Weißwein nach. »Ich würde auch so gerne mal wieder verreisen, aber mit Sophie ist das schwierig. Na ja, vielleicht im nächsten Jahr.«

Anne nickt zustimmend und sagt: »Genießt noch eure Zeit ohne Kind, kostet sie jeden Tag aus.«

»Ach, für so eine kleine Maus würde ich gerne auf alle Reisen verzichten«, sage ich.

»Wenn das so ist, dürft ihr euch Sophie gerne mal übers Wochenende ausleihen«, bietet Anne an.

Wir gehen ins Wohnzimmer und setzen uns an den gedeckten Tisch. Um uns herum liegen Malstifte und Papier, auf dem Boden Spielzeug. Ein wunderbares Kinderchaos.

»Mamaaa!«

Sophie schreit mit einer Lautstärke aus ihrem Kinderzimmer, dass die Ikea-Gläser auf dem Tisch wackeln.

»Oh nein. Nicht gerade jetzt. Fangt schon mal mit dem Essen an. Ich komme gleich wieder«, sagt Anne sichtlich genervt und steht vom Tisch auf.

Martin und ich werfen uns vielsagende Blicke zu. Ich glaube, wir denken beide dasselbe: Wie gerne würden wir uns von unserem Kind beim Essen stören lassen! Ein Töchterchen wie Sophie, dafür würden wir sogar wochenlang hungern.

»Ich liebe Sophie wirklich über alles«, sagt Jan, als hätte er unsere Gedanken erraten. »Und es gibt viele wunderbare Momente mit ihr. Aber sie kann auch ganz schön anstrengend sein. Seit drei Monaten ist es besonders schlimm.«

Er reicht uns die Schüssel mit dem Risotto, wir nehmen uns und fangen an zu essen. Ohne Anne. Es scheint doch länger zu dauern.

»Entschuldigt, aber Sophie hat im Moment ziemliche Einschlafprobleme«, sagt Anne, als sie eine halbe Stunde später zurück an den Tisch kommt. »Jan, gehst du noch mal zu ihr? Sie möchte dir Gute Nacht sagen.«

Jan steht wortlos auf und geht ins Kinderzimmer. Nun sitzen wir mit Anne allein am Tisch, die ihr lauwarmes Risotto isst.

»Ach, ich beneide euch beide um eure Freiheit«, sagt sie. »Wenn du ein Kind hast, geht die Spontaneität verloren. Wie oft haben Jan und ich uns früher ins Auto gesetzt und sind einfach drauflosgefahren. Oder mal bis Mittag im Bett geblieben.«

Was ist das hier? Eine Elternsprechstunde? Warum können die beiden nicht mal was Positives über das Eltern-Sein erzählen? Schließlich weiß Anne, dass ich gerne schwanger und Mama werden möchte! Aber auch als Jan sich wieder zu uns setzt, kommt der Abend nicht so richtig in Schwung. Die beiden wirken unkonzentriert, und das Gespräch bleibt trotz der guten Flasche Rotwein an der Oberfläche. Und bereits kurz vor 23 Uhr fängt Anne an zu gähnen.

»Entschuldigt, aber ich bin heute Morgen schon um sechs Uhr aufgestanden«, sagt sie.

Okay, wir verstehen die Aufforderung und verabschieden uns. Auf dem Weg mit dem Fahrrad nach Hause hängen wir beide unseren Gedanken nach. Der Abend war keine Werbeveranstaltung für Kinder. Haben wir da einen Traum, dessen Erfüllung uns vielleicht gar nicht glücklicher macht? Ist es wirklich so toll, Kinder zu haben? Haben wir beide nicht auch allein ein schönes Leben mit vielen Reisen, in Zweisamkeit und Unabhängigkeit? Andererseits war das Gefühl, als Sophie sich an mich kuschelte, schon einzigartig. Wie viel intensiver muss das Gefühl noch sein, wenn es dein eigenes Kind ist, das sich an dich schmiegt?

»Denkst du auch das, was ich denke?«, fragt mich Martin.
Wie gut er mich doch kennt.

»Lass dich nicht entmutigen«, sagt er. »Wir machen unsere Erfahrungen selbst. Die guten und, wenn es sein muss, auch die weniger guten. Und jetzt gehen wir noch was trinken«, schlägt er vor. »Es ist Samstagabend. Wir haben kein Kind und auch keinen Babysitter, der darauf wartet, dass wir vor Mitternacht zurückkommen.«

»Gute Idee«, sage ich. »Du hast ja gehört, wir sollen unser Leben genießen.«

Es ist Mai, als Martin und ich uns für eine »assistierte Befruchtung« entscheiden. Der Begriff gefällt mir. Er bedeutet, dass eine Befruchtung lediglich unterstützt wird, aber immer noch ein individueller und natürlicher Vorgang bleibt. Ei- und Samenzelle verschmelzen nach wie vor in mir höchstpersönlich und nicht in einer Petrischale im Labor.

»Schwanger werden mit Turbo«, nennt Martin das, und damit können wir gut leben.

Nach fast einem Jahr voller Hoffnungen und Enttäuschungen sind wir bereit für diesen nächsten Schritt.

»Ich denke, eine Insemination ist eine gute Möglichkeit, sich langsam voranzutasten und herauszufinden, ob eventuell bei Ihnen eine Störung des Immunsystems vorliegt«, sagt Frau Doktor Steinberger. In einem persönlichen Gespräch, bei dem auch Martin dabei ist, erklärt sie uns ausführlich die Möglichkeiten einer Insemination und die weitere Vorgehensweise.

»Die Spermaqualität Ihres Mannes ist grundsätzlich sehr gut. Doch das Immunsystem der Frau bildet manchmal Antikörper gegen die Spermien und reagiert allergisch. Oder der pH-Wert der Scheide vernichtet schon im Voraus alle Samen, auch das gibt es. Bei einer Insemination werden die Samen möglichst nahe an die Eizelle eingebracht. Sie haben somit größere Chancen.«

Schon ein merkwürdiges Gefühl, hier zu sitzen. Nie hätte ich gedacht, dass das Innenleben meines Unterleibs einmal Thema eines Gesprächs in Gegenwart meines Mannes sein könnte. Ich fühle mich, als wäre ich aus Versehen in einen Woody-Allen-Film geraten. Irgendwie kam diese Szene bisher nie in meinem persönlichen Lebensfilm vor.

Frau Doktor Steinberger reicht uns Informationsmaterial. Dazu Formulare, die wir in Ruhe durchlesen und dann unterschreiben sollen.

»Die Insemination ist ein risikoarmes Verfahren«, lese ich. »Trotz größter Sorgfalt kann es jedoch im Einzelfall zu Störungen kommen: Blutungen, Sterilität auf Dauer ...« Wie im Beipackzettel von Medikamenten sind auch hier jede Menge Komplikationen und Nebenwirkungen aufgeführt, die ich eigentlich gar nicht wissen will. Ich stecke die Unterlagen in meine Tasche, und wir vereinbaren einen Termin für meinen zehnten Zyklustag.

Die Sprechstundenhilfe gibt mir noch eine Aufgabe mit auf den Weg: »Zum ersten Ultraschall bringen Sie bitte zwei Urinproben mit. Eine vom Vortag um 20 Uhr gewonnene Probe und eine vom ersten Morgenurin, die Sie bitte bis spätestens Freitag früh, 8.30 Uhr, bei uns in der Praxis abliefern.«

O nein, das fängt ja gut an. Wir sind Donnerstagabend mit Marie und Michael beim Vietnamesen zum Essen verabredet. Um 19.30 Uhr. Wie um alles in der Welt soll ich da um 20 Uhr eine Urinprobe gewinnen? Ich starre auf das leere Glasröhrchen, das mir die Sprechstundenhilfe mitgegeben hat, und stecke es in meine Handtasche. Hm, irgendwas wird mir schon einfallen. Dann muss ich mich zwischen Frühlingsrolle und gebratener Hühnerbrust mit Ingwer eben mal kurz aufs Klo verabschieden.

Martin und ich sitzen mit Marie und Michael beim Vietnamesen. Maries Bauch ist mittlerweile so groß wie ein Basketball. Sie ist bereits im achten Monat und sieht blendend aus. Während der Tom-Ka-Ghai-Suppe erzählt sie uns von der Herausforderung, unter Hunderten von Modellen den idealen Kinderwagen zu finden.

»Der von Hesba sieht schon sehr gut aus, aber der Bugaboo ist leichter«, sagt sie. »Unglaublich, was es da für eine Riesenauswahl gibt. Und Ausstattungen wie beim Auto: Sportsitze, Sonnendach, verschiedene Bezüge. Carla, kannst du mir nicht helfen beim Aussuchen? Mit dir zusammen macht das viel mehr Spaß.«

Ich merke, wie für einen kurzen Moment ein komisches Gefühl in mir aufsteigt. Es ist kein Neid, denn ich freue mich wirklich für Marie. Trotzdem macht es mich traurig, weil mir ihr schwangerer Bauch immer wieder demonstrativ signalisiert: »Ich hab's geschafft und du noch nicht.« Als stünden wir insgeheim im Wettbewerb. Was natürlich vollkommener Quatsch ist. Ich versuche, die Gedanken wegzuschieben. Marie ist meine beste Freundin!

Aber warum wurde sie sofort schwanger, während wir es schon so lange versuchen? Da sind sie schon wieder, die negativen Gedanken. Jetzt aber wirklich weg damit!

Mein Blick fällt auf die Uhr. Schon halb neun.

»Entschuldigt mich bitte kurz«, sage ich.

Einige Minuten später sitze ich wieder an meinem Platz und hoffe, dass ich den Verschluss auch fest genug aufs Glasröhrchen gedrückt habe. Das fehlt noch, dass die ganze Probe in meine Tasche läuft!

Ich muss innerlich lachen und schicke all meine traurigen Gedanken in den Urlaub. Die Chance, mithilfe einer Insemination schwanger zu werden, ist auf alle Fälle höher. Vielleicht kann Marie auch bald mit *mir* einen Kinderwagen kaufen gehen.

Drei Mal bin ich zur Untersuchung bei Frau Doktor Steinberger. Dann bekomme ich endlich den erlösenden Anruf der Sprechstundenhilfe. Die Untersuchungen haben ergeben, dass ich kurz vor meinem Eisprung stehe. Martin soll seinen Beitrag am nächsten Morgen bis spätestens acht Uhr in der Praxis abliefern. Ich rufe Martin sofort an, um ihn vorzuwarnen.

»Okay, dann weiß ich Bescheid«, sagt er überraschend kühl und legt auf. Vermutlich habe ich ihn gerade inmitten eines Meetings gestört.

Ach, ich bin so aufgeregt. Und gleichzeitig optimistisch. Diesmal wird es klappen. Ganz sicher!

Martin

Die Wärmflasche

»Können Sie frei sprechen?«

Wenn ein Telefongespräch so beginnt, ist entweder die Kriminalpolizei dran. Oder ein Headhunter.

»Ja, was gibt's?«, frage ich und verpasse der offenen Bürotür einen Fußtritt. Sie fliegt krachend ins Schloss.

»Schmidt, Praxis Doktor Steinberger«, sagt die selbstbewusste Frauenstimme. »Ich soll im Auftrag von Frau Doktor Steinberger nachfragen, ob die Angaben auf der Spermienprobe, die Sie heute Morgen abgegeben haben, auch wirklich korrekt sind.«

»Ja, warum, stimmt was nicht damit?«

Heute ist ein großer Tag in unserer persönlichen Kinderwunschhistorie. Vielleicht der entscheidende: der Tag der Insemination. Insemination, ein Wort, dem ich in meinem Leben bis dahin nie begegnet bin. Mein Schullatein reicht gerade noch aus, um zu wissen, dass »semi« halb heißt. Die Nation versteht sich von selbst. Und wenn »in« davor steht, geht's irgendwo rein.

Nur das mit dem »rein« erwies sich letztlich als richtig, denn es handelt sich um eine getunte Befruchtung. Doktor Carla hatte mir schon vor dem Gespräch mit Frau Doktor Steinberger zusammenfassend erklärt, was dabei passiert: »Deine Spermien kommen ins Labor. Die Ärztin holt die besten raus und spritzt mir diese direkt ein.« Das klang verständlich und nicht ausführlicher, als es ein Mann wissen muss und möchte.

Ich hatte nichts dagegen, denn mir erscheint diese Methode halbwegs natürlich. Dass nur die besten überleben oder zum Zuge kommen ist ein Naturgesetz. Man kann es überall beobachten. Zum Beispiel auch früher im Sportunterricht in der Schule. Dort wurden bei der Teamaufstellung ganz gnadenlos erst mal die Cracks ausgewählt.

Wenn also ein Arzt bei der Umsetzung dieser Gesetzmäßigkeit hilft und meine Spermien vorsortiert, ist meiner Meinung nach ethisch dagegen nichts einzuwenden. Die Vorstellung, dass man ein Kind bekommen kann, ohne seine Partnerin auch nur zu berühren, ist zwar etwas gewöhnungsbedürftig, aber da dadurch die Chancen einer Schwangerschaft für Carla angeblich deutlich gesteigert werden können, war ich sofort bereit, den Versuch zu starten und mit Carla zum Beratungsgespräch bei ihrer Frauenärztin zu kommen.

Die Ärztin, die auch mir sehr sympathisch war, erklärte mir nochmals im diplomatischen Medizinjargon, dass von meiner Seite aus für die Insemination nichts weiter zu tun ist, als die bestmögliche Basis in einem Becher zu liefern.

Genau das habe ich heute Morgen getan. Dem Becher lag ein »Merkblatt zur Gewinnung und dem Transport von Samenflüssigkeit« bei. Darauf standen Punkte wie:

– Erzeugen Sie Samenflüssigkeit durch Masturbation.

– Beachten Sie die Karenzzeit: Der letzte Samenerguss sollte nicht kürzer als zwei Tage zurückliegen. Geben Sie auf der Beschriftung des Bechers Ihre Karenzzeit und die Uhrzeit der Gewinnung an.

– Überzeugen Sie sich davon, dass der Probenbecher vor der Zugabe Ihrer Probe sauber und absolut trocken ist.

– Den Becher sorgfältig verschließen und innerhalb von maximal zwei Stunden in der Praxis abgeben.

– Bestätigen Sie die Identität der Probe auf dem Gefäß und in der Praxis mit Ihrer Unterschrift.

– Transportieren Sie die Probe körperwarm.

Körperwarm? Das war die Schwierigkeit. Da es heute am Morgen extrem frisch war und ich mit dem Fahrrad zur Praxis und dann gleich weiter ins Büro fahren wollte, kam ich auf die clevere Idee mit der Wärmflasche. Ich packte nach getaner Arbeit den frisch gefüllten Becher in einen Plastikbeutel, zusammen mit einer ebenfalls frisch gefüllten Wärmflasche. So konnte ich sicher sein, dass das wertvolle Gut kuschelig warm blieb.

»Ihre Probe kam hier nahezu völlig vertrocknet an«, sagt Frau Schmidt mit deutlichem Tadel in der Telefonstimme. »Auf der Beschriftung geben Sie allerdings eine Produktionszeit von heute 7.30 Uhr an. Ist diese Angabe denn korrekt?«

»Klar, der Zeitpunkt stimmt«, sage ich, »und auch die Karenzzeit von vier Tagen, die ich angegeben habe.«

»Seltsam. Haben Sie die Probe vielleicht nahe der Heizung im Auto über eine weite Strecke transportiert?«, spekuliert Frau Schmidt.

»Nein, ich kam mit dem Fahrrad zur Praxis«, sage ich.

»Dann verstehe ich das nicht«, sagt Frau Schmidt.

»Ich habe die Probe sogar mit einer Wärmflasche körperwarm gehalten«, erzähle ich ihr stolz.

Ich höre, wie Frau Schmidt plötzlich kichert. Sicher darf sie das eigentlich nicht, sich über Patienten lustig zu machen.

»Herr Moretti, wissen Sie, wie hoch Ihre Körpertemperatur ist?«, fragt Frau Schmidt immer noch amüsiert.

Ich erinnere mich ganz schwach, dass auf den Fieberthermometern immer eine Markierung bei der Normaltemperatur zu sehen war.

»Na, im Normalfall so um die 36 Grad ... oder 36,5«, rate ich, »obwohl ich ja ein heißblütiger Halbitaliener bin.«

Nun versuche ich auch mal einen Spaß. Frau Schmidt geht aber nicht weiter darauf ein. »Haben Sie in die Wärmflasche vielleicht sogar *kochendes* Wasser geschüttet?«

»Natürlich«, sage ich. Und verkneife mir die Frage, ob ich vielleicht in eine Wärmflasche kaltes Wasser schütten soll.

»Dann können Sie davon ausgehen, dass Ihre Probe anfangs mit etwa 70 Grad körperwarm gehalten wurde«, sagt Frau Schmidt. »Kein Wunder, dass da kaum mehr Verwertbares davon übrig ist.«

70 Grad? Das hätte ich nicht gedacht. Die Idee war also doch nicht so clever.

»Bin ich der erste Idiot, der so etwas gemacht hat?«, frage ich reumütig.

Frau Schmidt lacht nun ganz offen. »Ehrlich gesagt: ja. Mit einer Wärmflasche hat noch keiner unserer Patienten seine Probe ruiniert. Sie sind wirklich sehr kreativ.«

»Da sieht man mal wieder, dass übertriebene Fürsorge nach hinten losgeht«, sage ich.

»Ihre Frau ist für zwölf Uhr zu uns bestellt. Sie können selbst entscheiden: Entweder wir canceln den Termin kurzfristig. Oder Sie kommen sofort nochmals zu uns und produzieren die Probe direkt in der Praxis.«

»Direkt in der Praxis heißt ...«

»Richtig«, sagt Frau Schmidt und erspart mir dadurch, ins Detail zu gehen. »Dann vermeiden Sie auch das Transportproblem.« Ihrer Stimme ist anzumerken, wie sehr sie sich noch immer amüsiert.

Sobald dieses Telefonat zu Ende ist, wird sie sicher sofort losprusten und ihren Kolleginnen von dem Idioten mit der Wärmflaschenaktion erzählen. Dieser Tag wird nicht nur in Carlas und meine Geschichte eingehen, sondern auch in die der Steinberger-Arztpraxis. Ich werde dort für alle Zeiten als Wärmflaschenclown abgestempelt sein. Noch in zwei Jahren werden sie über mich lachen.

»Ich muss Sie aber darauf hinweisen, dass Ihre Spermienqualität aufgrund der extrem kurzen Karenzzeit in der Qualität stark eingeschränkt sein könnte«, belehrt mich Frau Schmidt. »Das mindert dementsprechend auch die Erfolgsaussichten.«

»Was raten Sie mir also?«, frage ich verunsichert.

»Wie gesagt, Herr Moretti, das müssen Sie selbst entscheiden.«

Verdammt aber auch. Carla fiebert seit Tagen diesem Termin entgegen. Sie ist so optimistisch! Ich kann ihr doch nicht diese Chance durch meine Doofheit vermasseln. Na ja, zum Teil habe ich das ja bereits getan. Sie wird ziemlich sauer sein. Diesmal sogar zu Recht. Aber sicher ist sie weniger sauer, wenn ich versuche, mit einem Nachschuss meinen Fehler wieder nach Kräften auszubügeln.

»Ich bin in zwanzig Minuten bei Ihnen«, sage ich zu Frau Schmidt.

»Jacqueline, ich muss mal kurz für eine Stunde auf einen Außentermin«, verabschiede ich mich bei der Sekretärin des

Chefredakteurs. Zum Glück sind für uns Journalisten spontane Termine nichts Ungewöhnliches.

»Schon notiert«, sagt sie. »Viel Erfolg.«

Ja, wenn sie wüsste, wofür sie mir Erfolg wünscht ...

Da stehe ich nun, mit einem transparenten Plastikbecher in der Hand und mit tiefer gelegter Hose in einem schmucklosen Untersuchungsraum. Eine Liege, mit Papier abgedeckt. Ein Tisch mit zwei Stühlen. Eine Zimmerpflanze. Der Becher. Und ich.

Draußen wartet Frau Schmidt, dass ich den Beweis meiner Zeugungsfähigkeit dem Becher anvertraue. Wie lange gibt sie mir wohl Zeit, bis sie ungeduldig wird? Wie lange brauchen die anderen Patienten? Bin ich denn überhaupt ein *Patient*? Ich hoffe nicht, mir fehlt doch nichts. Außer der fertigen Probe.

Es ist schwieriger als erwartet, an einem Dienstagvormittag um 9.45 Uhr bereits zum zweiten Mal an diesem Tag Sex mit sich selbst zu haben. Als Jugendliche prahlten wir gern damit, dass wir »immer können«. Und der Klassenrekord stand bei fünf Tagesproduktionen. Zwar wurde das nicht notariell überprüft, aber keiner von uns hielt diese Zahl damals für unglaublich hoch.

Ich hatte zum Glück bisher nie Schwierigkeiten im entscheidenden Moment. Aber die sterile Atmosphäre dieses Raums macht es mir nicht gerade leichter, die gestellte Aufgabe zügig zu erfüllen. Apropos erfüllen und füllen, der luftdicht verschließbare Becher fasst 0,2 Liter. Also so viel wie ein großes Weinglas. Nach all meinen bisherigen Erfahrungen besteht nicht mal annähernd die Gefahr, dass diese Kapazität nicht ausreichen könnte. Was also soll so ein Riesenbecher? Was macht dieses Gigantengefäß denn für einen Sinn? Er kann einen normalen, mitteleuropäischen Mann doch nur entmutigen.

Als ich vor einigen Monaten bei Doktor König die Grundlage für das Spermiogramm fertigte, lagen in dem betreffenden Zimmer Pornohefte bereit. Bereits etwas abgegriffen, aber trotzdem wirksam. Hätte ich Frau Schmidt vor den anderen Arzthelferinnen auch noch fragen sollen: »Hätten Sie nicht vielleicht ein Pornoheft für mich?« Dafür ist meine Schamgrenze dann doch zu hoch. Ich kenne keinen Mann, der sich nie Pornos ansieht oder sich auf entsprechenden Internetseiten tummelt. Aber ich kenne bisher keinen Mann, der das an einem stinknormalen Dienstag um 9.45 Uhr tut.

Zudem stellt sich mir grundsätzlich die Frage: Ist es eigentlich moralisch okay, bei dieser Aufgabe nicht ausschließlich an Carla zu denken? Schließlich soll es doch ein Kind unserer Liebe werden. Darf ich also Scarlett Johansson in meine anregenden Fantasien mit einbauen? Oder die Frau mit den perfekten Brüsten, die bei uns im Fitnessstudio trainiert und danach gerne auch noch in die Gemeinschaftssauna geht? Oder die Dänin, mit der ich damals in Kopenhagen ...

Alle weiteren Fragen erübrigen sich. Okay, das Duell gegen den leeren Becher ist wieder gewonnen. Ich schraube den Deckel auf das Schicksalsgefäß. Mein Part ist erledigt, nun liegt der Ball bei Carla, der ich am Telefon bereits meine unglückliche Aktion gebeichtet habe. Zu meiner Überraschung war sie aber gar nicht groß sauer auf mich oder kaschierte das zumindest gut.

»Was soll's, das ist eben Schicksal«, sagte sie.

Auch um mein Missgeschick vergessen zu machen, hoffe ich diesmal ganz besonders intensiv, dass es das Schicksal gut mit uns beiden meint.

Carla

Die Spritze

»Das Ejakulat Ihres Mannes zeigt trotz der unglücklichen Umstände noch eine hohe Beweglichkeit. Die Voraussetzungen sind also nicht schlecht.«

Frau Doktor Steinberger hatte mir, bevor ich mich auf den Behandlungsstuhl legte, Mut gemacht. Nun drückt sie vor meinen Augen Martins Sperma über eine Spritze in einen dünnen Schlauch, den sie langsam in meinen Unterleib einführt. Oh Gott, ich kann nur hoffen, es sind auch wirklich Martins Spermien, die da gerade in meinen Körper strömen. Ich meine, man hat schon die merkwürdigsten Geschichten gehört. Woher weiß ich eigentlich, dass sie nicht aus Versehen den falschen Becher gegriffen hat? Panik macht sich in mir breit.

Als könnte Frau Doktor Steinberger meine Gedanken lesen, sagt sie: »Wir haben hier sehr strenge Sicherheitsmaßnahmen, die garantieren, dass die Samen nicht vertauscht werden. Vor der Insemination werden nochmals alle Daten und Beschriftungen ausführlich verglichen, sodass keine Verwechslungen entstehen können.«

Beruhigt beobachte ich sie dabei, wie sie den Schlauch langsam wieder aus mir herauszieht.

»Das war's schon. Jetzt bleiben Sie bitte noch eine Viertelstunde so liegen, dann können Sie sich wieder anziehen. Und haben Sie heute Abend gerne noch einmal Geschlechtsverkehr mit Ihrem Mann. Das kann auf keinen Fall schaden.«

Ich muss grinsen. Drei Einsätze an einem Tag. Ich weiß nicht, ob ich das Martin in seinem Alter noch zumuten soll. Frau Doktor Steinberger lächelt mir aufmunternd zu und lässt mich allein. Das ging ja wirklich schnell. Und hat zum Glück gar nicht wehgetan. Während ich wie ein gestrandeter Käfer mit den Beinen in der Luft, in leichter Schräglage auf dem Arztstuhl liege, male ich mir aus, wie schön es wäre, wenn es endlich einmal klappen würde.

Wie unser Kind wohl sein würde? So temperamentvoll wie Martin oder eher ausgeglichen wie ich? Hätte es seine dunklen Haare und meine grünen Augen? In Gedanken sehe ich unser Kind schon vor mir.

»So, Frau Moretti. Jetzt lasse ich Sie mal wieder runter.«

Frau Schmidt, die Sprechstundenhilfe, drückt auf den Hebel am Stuhl und bringt mich wieder in die Waagerechte. Und damit zurück in die Realität.

»Und? Wie war's?«, fragt Marie am Telefon, kaum dass ich wieder an meinem Schreibtisch im Büro sitze.

»Schon komisch, Sex mit einem Schlauch zu haben«, berichte ich ihr. »Und heute Abend sollen wir eigentlich auch noch einmal miteinander schlafen. Dann könnte ich mir später wenigstens einreden, dass unser Kind in einer leidenschaftlichen Sommernacht in unserem Bett entstanden ist statt am Mittag in einer sterilen Arztpraxis.«

»Du bist eben eine unverbesserliche Romantikerin«, sagt Marie. »Ich möchte nicht wissen, wie viele Kinder aus unserem Bekanntenkreis durch künstliche Befruchtung gezeugt worden sind, und wir wissen es gar nicht. Ist doch letztlich auch egal. Und eine Insemination ist noch halbwegs natürlich. Da wird Martins Spermien nur der richtige Weg gezeigt. Du weißt doch, die Männer kann man nichts alleine machen lassen.«

Ach, meine liebe Freundin. Süß von ihr, dass sie versucht, mich aufzuheitern. Zu diesem Zeitpunkt wusste ich noch nicht, dass ich Maries Trost in der nächsten Zeit dringend brauchen würde. Denn nicht nur die erste Insemination sollte erfolglos bleiben, sondern auch zwei weitere Versuche in den folgenden Monaten.

Frustrierend, denn die Hoffnung, dass es klappen könnte, war bei jedem dieser Versuche um ein Vielfaches höher als ohne assistierte Befruchtung. Und dementsprechend größer war dann auch die Enttäuschung, wieder nicht schwanger zu sein. Trotzdem versuchten wir es noch zweimal. Schließlich hatte ich gelesen, dass viele Frauen erst beim dritten Mal Erfolg haben.

Doch nach drei Monaten war mir dann auch die Romantik egal. Wir entschieden uns für den nächsten Schritt: eine Insemination mit hormoneller Unterstützung.

»Und dann nehmen Sie den Pen, drücken den desinfizierten Bereich Ihres Bauches mit zwei Fingern zusammen und stechen die gesamte Nadel gerade in die Haut«, erklärt mir der Apotheker. Ich merke, wie schon bei der Vorstellung daran mein Kreislauf nervös aufzuckt. Schon als Kind konnte ich keine Spritzen sehen. Ich war zwölf Jahre alt, als mir eine ungeschickte Sprechstundenhilfe beim Blutabnehmen zweimal in den Arm stach, weil sie meine Vene nicht fand. Beim dritten Mal kippte ich um. Seitdem kann mir nur noch im Liegen Blut abgenommen werden. Und selbst dann wird mir noch schwindelig. Wie um alles in der Welt soll ich mir da selbst eine Hormonspritze in den Bauch jagen? Und das sechs Tage lang hintereinander. Krankenschwestern machen dafür eine lange Ausbildung. Ich soll das selbst tun.

Konzentriert höre ich dem Apotheker zu: »Sie legen die Patrone in den Stift ein, setzen die Nadel auf und stellen die Dosis ein ... Keine Angst, Sie schaffen das schon. Das ist im Prinzip ganz leicht.«

Sehr witzig. Wann hat er sich schon mal eine Hormonspritze gesetzt? Er ist schließlich ein Mann.

Ich packe Pen, Nadeln, Alkoholtupfer und Hormonpatronen in meine Handtasche und verlasse die Apotheke mit 500 Euro weniger im Portemonnaie.

Am Abend lese ich Martin aus der Broschüre vor, die mir Frau Doktor Steinberger mitgegeben hat:

»Die Stimulation der Eierstöcke zielt darauf ab, gleich mehrere Eizellen zur Reifung zu bringen. Dadurch erhöht sich die Chance auf eine erfolgreiche Schwangerschaft. Die hormonelle Stimulation beginnt meistens am dritten Zyklustag. Dafür wird jeden Tag zur selben Zeit eine bestimmte Menge Fruchtbarkeitshormone gespritzt. Ist der Follikel groß genug, wird der Eisprung mit einem weiteren Hormon ausgelöst und die Befruchtung erfolgt mithilfe der Insemination.«

»Und jetzt musst du dir wirklich jeden Tag dieses Ding da in den Bauch rammen?«, fragt Martin. Er hält den Pen in der Hand und schaut mich mit ungläubigem Blick an. »Sieht aus wie der Kugelschreiber, den ich letztens auf der Messe von einem Autozubehörzulieferer aus dem Odenwald als Werbegeschenk bekommen habe«, stellt er fest.

»Na super. Du hast wirklich die seltene Gabe, deine Frau während dieser schwierigen Zeit zu motivieren«, sage ich. »Es gibt Männer, die spritzen ihrer Frau eigenhändig jeden Abend die Hormone.«

Martin verzieht das Gesicht. »Du weißt, ich unterstütze dich wirklich, wo ich kann. Aber ich bringe es nicht übers Herz, dir wehzutun. Kann das denn nicht ein Profi machen, jemand in der Praxis deiner Ärztin?«

»Genau. Ich fahre jeden Tag einmal quer durch die ganze Stadt zu Frau Doktor Steinberger, weil ich ja eh den ganzen Tag nichts zu tun habe. Und was machen wir, wenn wir kommendes Wochenende zu meiner Mutter nach Hamburg fahren? Nehmen Frau Doktor Steinberger mit?«

»Da hätte ich nichts dagegen«, sagt Martin und zwinkert mir zu. »Du kannst ja sagen, wir machen eine Spritztour.«

»Witzbold«, sage ich.

Ich weiß, es ist Martins Art, alles mit Humor zu nehmen. Und oft tut mir das ja gut. Aber im Moment würde ich mir von ihm mehr Ernsthaftigkeit, Verständnis und Einfühlungsvermögen wünschen. Ich habe das Gefühl, der Großteil der Belastungen liegt auf meinen Schultern, während sein Beitrag sich darin erschöpft, blöde Kommentare zu machen.

Nach dem Essen schauen wir eine DVD. Ich merke, wie ich dabei mit meinen Gedanken abschweife und immer wieder an die Spritze denken muss. Um 23 Uhr ziehe ich mich ins Schlafzimmer zurück. Martin soll nicht dabei sein. Seine Anwesenheit würde mich nur noch nervöser machen, als ich es eh schon bin. Ich packe den Pen, die Hormonpatronen und die Nadel aus, breite alles vor mir aus und lese noch einmal genau die Informationen. Meine Hand zittert, als ich die Patrone einlege, die Kappe mit der Nadel daranschraube und durch Drehen am Ende des Pens meine Tagesdosis einstelle.

Wie damals als Elfjährige im Hallenbad, beim ersten und einzigen Sprung vom Fünfmeterturm, mache ich mir selbst Mut. »Okay, Carla, das haben schon Millionen von anderen Frauen vor dir geschafft. In ein paar Sekunden ist alles vorbei, und dann belohnst du dich mit einer Riesenportion Häagen-Dazs-Eis. Strawberry Cream, deine Lieblingssorte.«

Mit einem alkoholgetränkten Tupfer desinfiziere ich die Gegend unterhalb des Bauchnabels.

»Lassen Sie den Alkohol auf Ihrer Haut mindestens eine Minute lang verdunsten, bevor Sie das Arzneimittel injizieren«, steht in der Gebrauchsanleitung.

Eine Minute. Ich hatte keine Ahnung, wie lang eine Minute sein kann. Vorsichtig entferne ich die beiden Schutzkappen von der Nadel und atme tief durch. Da ist sie. Die Nadel. Herrje, ist die lang. Und die soll jetzt komplett in meinen Bauch? Ich halte den Pen mit der Nadel nach oben und klopfe mit dem Finger gegen die eingelegte Patrone, um Luftblasen aufsteigen zu lassen. Dann drücke ich den Injektionsknopf. Ein paar Tropfen treten aus.

Auf einmal komme ich mir sehr professionell vor. Die Situation erinnert mich an die Doktorspiele meiner Kindheit. »Schwester, Tupfer bitte!« Wobei ich immer die Ärztin spielte, während meine jüngere Freundin Marie die Krankenschwester war.

Ich drücke die Haut um meinen Nabel etwas zusammen und hole tief Luft. Ich zähle jetzt bis drei, dann steche ich zu.

»Carla, alles okay bei dir?«

Martins Stimme reißt mich aus meiner Konzentration.

Mist, jetzt hatte ich's fast geschafft. Männer haben auch

wirklich ein Talent, sich im falschen Moment in Erinnerung zu bringen.

»Ja ja, alles gut«, rufe ich missmutig.

Und merke, wie ich langsam selbst ungeduldig mit mir werde. »Carla, jetzt stell dich nicht so an und hau das Ding rein.« Meine innere Stimme hat kein Erbarmen mit mir. Mit entschlossenem Schwung, steche ich mir die Nadel in den Bauch und drehe dabei am Injektionsknopf. Sie ist drin. Der Anblick eines Kulis in meinem Bauch lässt zwar kurzfristig meinen Blutdruck in den Keller fallen, aber ich hab's geschafft. Und ich spüre ... nichts!

Vorsichtig ziehe ich den Pen wieder heraus und zwei kleine Blutstropfen laufen langsam den Bauch entlang. Hilfe! Davon stand nichts in der Gebrauchsanleitung. Fest presse ich den Alkoholtupfer gegen meinen Bauch, so wie ich das von alten Schwarz-Weiß-Western kenne, wenn der Bankräuber vom Sheriff mit einem Bauchschuss getroffen wurde.

Nach ein paar Minuten nehme ich den Tupfer vorsichtig wieder weg und untersuche die Stelle. Aber außer einem kleinen roten Punkt ist nichts zu sehen.

»Du darfst mich ab jetzt Schwester Carla nennen«, sage ich zu Martin, als ich wieder im Wohnzimmer bin.

»Meine Heldin. Du bekommst die Tapferkeitsmedaille. Das hätte ich nie gekonnt«, sagt er und nimmt mich in den Arm. »Ich glaube, ich habe bei dem Ganzen den besseren Part erwischt, oder?«

»Darum hat die Natur das Kinderkriegen auch den Frauen überlassen. Wir sind einfach härter im Nehmen als ihr. Und deshalb habe ich mir nun auch eine extragroße Portion Häagen Dazs verdient.«

Während der nächsten sechs Tage spritze ich mir jeden Abend Hormone. Man kann zusehen, wie mein Bauch immer dicker wird. Und ich komme mir vor, als hätte ich zu viel von Tante Rosas leckerem Frankfurter Kranz gegessen. Dazu kommt eine Sammlung von blauen und grünen Flecken. Anscheinend habe ich die besondere Gabe, immer zielgenau kleine Blutgefäße zu treffen, die sich dann rundum verfärben. Kein schöner Anblick. Und ich fühle mich unwohl. Was dazu führt, dass unser Sexleben total auf Eis liegt.

Dafür bin ich umso anhänglicher. Martins Nähe ist mir in diesen Tagen ganz besonders wichtig. Ich habe das Gefühl, für ihn ist es schwierig, mit der Situation umzugehen. Ein bisschen mehr Mitgefühl würde ich mir trotzdem wünschen. Manchmal frage ich mich, wie es umgekehrt wäre. Würde sich Martin auch jeden Abend Hormone spritzen, wenn das die Wahrscheinlichkeit erhöhen könnte, ein Kind zu bekommen? Würde er all die Arzttermine, den damit verbundenen Zeitaufwand und die psychische Belastung auf sich nehmen, damit sich unser Wunsch nach einem Baby endlich erfüllt?

Ich bin mir da ehrlich gesagt nicht sicher. Martin sind diese ganzen Behandlungen ziemlich suspekt. Und er erkundigt sich nie nach Details. Wenn er bei *Wer wird Millionär* gefragt werden würde: »Spritzt sich Ihre Frau jeden Abend selbst

a) in den Po

b) ins linke Ohrläppchen

c) in den Zeigefinger

oder

d) in den Bauch,

dann bräuchte er wahrscheinlich mich als Telefonjoker. Er hat nie danach gefragt, wie und wo ich mir die Spritze setze.

Trotzdem erstaunt er mich dann doch manchmal. Wie gestern. Da brachte er mir Trüffelpralinen von Dallmayr mit, von denen ein Stück sicher mindestens 10 000 Kalorien hat und meinen Bauch noch weiter wachsen lässt.

»Dann hast du etwas, worauf du dich jeden Abend nach der Spritze freuen kannst, falls mal das Eis ausgeht«, sagte er und schaute mich mit seinen süßen Mecki-Knopfaugen an.

Für solche Aktionen liebe ich ihn dann wieder.

»Nehmt die Badesachen mit, dann fahren wir mal an den Timmendorfer Strand«, hatte meine Mutter am Telefon gesagt. Es ist Freitagnachmittag, und wir sind auf dem Weg nach Hamburg. Dort lebt meine Mutter seit der Scheidung von ihrem zweiten Mann vor zehn Jahren.

»Wir haben hier momentan 30 Grad. Ich kann nachts schon gar nicht mehr schlafen, so heiß ist es hier«, hatte sie angekündigt.

Wenn meine Mutter von 30 Grad spricht, dann liegt die Temperatur bei allerhöchstens 20. Erfahrungen einer Tochter, die ihre Mutter seit nun fast 40 Jahren kennt. Trotzdem haben wir unsere Badesachen eingepackt. Für mich anstelle des Bikinis einen Badeanzug. Denn den Fragen und Vorwürfen meiner Mutter zu meinem leicht gewölbten und blau verfärbten Bauch will ich mich erst gar nicht aussetzen.

In Gedanken höre ich sie schon sagen: »Also, Carla, als ich in deinem Alter war, hatte ich noch nicht so einen Bauch ... oder hast du mir etwas zu sagen?« Zwinker, zwinker. Denn meine Mutter wünscht sich schon seit Jahren ein Enkelkind. Und da ich ihre einzige Tochter bin, lastet der gesamte Druck auf mir.

Wir kommen nur langsam voran, die Autobahn ist völlig überlastet. Scheinbar wollen nicht nur wir in den Norden. Zudem sind wir wieder mal viel zu spät aus München weggekommen. Meine Mutter hat bereits zweimal angerufen, wann wir denn endlich ankommen.

Da mein kurzsichtiger Mann auch noch seine Brille vergessen hat, muss ich die gesamte Strecke fahren. Manchmal habe ich Martin im Verdacht, dass er seine Brille, die er am Steuer unbedingt braucht, auf langen Fahrten mit Absicht vergisst. Männer neigen ja zur Bequemlichkeit. So kann er in Ruhe neben mir den Sportteil der Zeitung lesen oder mir kluge Tipps geben, wann ich zu bremsen habe, dass ich an der Baustelle nicht so weit rechts fahren oder mehr Abstand zum Vordermann halten soll. Auf dem Beifahrersitz verwandelt er sich leider in einen Oberlehrer.

Kurz nach Hannover halten wir an einer Autobahnraststätte. Es ist 23 Uhr und damit Zeit für Krankenschwester Carlas pünktlichen Einsatz. Eigentlich wollten wir längst bei meiner Mutter sein, aber wir brauchen sicher noch eine weitere Stunde. Und die Spritze muss pünktlich gesetzt werden.

»Das ist doch jetzt nicht dein Ernst, dass du dir hier im Auto vor allen Leuten die Spritze geben willst!«, meckert Martin.

»Was soll ich deiner Meinung nach denn sonst machen? Mir die Spritze auf der schmutzigen Autobahntoilette setzen?«

Ich bin gereizt. Es ist heiß. Wider Erwarten hatte meine Mutter diesmal doch recht gehabt mit den 30 Grad. Ich spiele seine Chauffeuse. Und statt dafür dankbar zu sein, motzt er mich auch noch an, weil ich mir pünktlich eine Spritze setzen muss, damit *er* Vater wird.

Wir suchen uns einen dunklen, möglichst abgelegenen Parkplatz am Rand der Raststätte. Während Martin aussteigt, hole ich Pen, Nadeln und Tupfer aus meiner Tasche, klappe das Handschuhfach aus und bereite darauf alles wie auf einem OP-Tisch aus. Mittlerweile bin ich schon so geübt, dass jeder Handgriff sitzt. Ich könnte mir auch völlig blind eine Spritze verpassen.

Plötzlich höre ich laute Stimmen und Hundegebell. Schnell ziehe ich die Nadel auf, überprüfe die Dosis am Ende des Pens und setze mir die Spritze.

Helles Licht blendet mich.

»Polizei. Bitte öffnen Sie die Tür!«, sagt draußen jemand und leuchtet mir mit der Taschenlampe ins Gesicht. Erst nach einigen Sekunden, als die Blendung wieder nachlässt, kann ich erkennen, dass es tatsächlich ein Polizist ist.

»Es ist nicht das, wonach es aussieht«, sage ich.

»Wonach sieht es denn aus?«, antwortet der Polizist, der einen großen, nervösen Schäferhund neben sich an der Leine hält.

»Kurz gesagt, wir versuchen ein Kind zu bekommen, und ich muss mir jeden Abend Hormone spritzen. Hier, sehen Sie, mit diesem Stift.«

Ich zeige ihm den Pen, und er schaut mich ebenso verständnislos an wie der Schäferhund.

»Das ist ein Kuli. Sie wollen mir doch nicht erzählen, dass Sie sich mit einem Kuli Hormone spritzen?«

»Doch.«

Ich ziehe die Kappe ab und zeige ihm die Nadel. Dann reiche ich ihm den Pen.

Martin blickt den Polizisten wütend an.

»Das habe ich Ihnen doch schon alles erklärt«, sagt er.

100

Unschlüssig steht der Polizist mit meinem Pen in der Hand vor uns. Der Schäferhund schnuppert kurz mit seiner Schnauze daran und wendet sich dann desinteressiert ab. Anscheinend ein Zeichen für den Polizisten, uns zu glauben.

»Wissen Sie, hier auf dem Parkplatz treffen sich immer wieder Drogendealer und Junkies. Erst gestern haben wir wieder welche erwischt. Suchen Sie sich das nächste Mal besser ein anderes Plätzchen für Ihre Spritzenaktion.«

Er wendet sich ab und geht.

Es ist nach Mitternacht, als wir in Hamburg ankommen.

»Bin ich froh, dass ihr endlich da seid!«, sagt meine Mutter und umarmt uns sichtlich erleichtert. »Ich hätte schon beinahe bei der Polizei angerufen.«

Martin zwinkert mir zu, und wir können uns kaum ein Lachen vergreifen.

»Tut mir leid, Mami. Es war wahnsinnig viel Verkehr.«

Ich bin todmüde von der Fahrt, meine 62-jährige Mutter dagegen ist topfit. Ein paar Minuten kann ich mich noch wach halten, um mit ihr die wichtigsten Neuigkeiten auszutauschen. Dann falle ich ins Bett und sofort in einen tiefen Schlaf.

»Ihr verschlaft einen Traumtag!« Mit Schwung öffnet meine Mutter den Vorhang, und die Sonnenstrahlen treffen mich mit voller Wucht. Es hat mich schon als Jugendliche geärgert, dass meine Mutter am Morgen ungefragt ins Zimmer kam, um mich zu wecken. Aber sie ließ sich nie davon abhalten. Und tut es bis heute. Ohne auch nur im Geringsten auf ihren Schwiegersohn, den Morgenmuffel neben mir, Rücksicht zu nehmen.

»Raus aus den Federn, wir fahren an die See! Und abends lade ich euch ins Reethus ein.«

Ich weiß, wenn meine Mutter Pläne hat, ist Widerstand zwecklos. Aber in diesem Fall bin ich einverstanden. Das Reethus ist ihr Lieblingslokal, und ich mag es auch sehr gerne.

Nach einem herzhaften Frühstück mit Rührei und Krabben, dem sich Martin wie immer verweigert, fahren wir gegen Mittag Richtung Timmendorfer Strand. Die Straßen sind schon Kilometer vor dem Strand zugeparkt, sodass wir nur weit entfernt eine Abstellmöglichkeit fürs Auto finden.

»Nehmt alle eure Sachen mit«, befiehlt meine Mutter. »Auch was Warmes für den Abend. Wir gehen vom Strand aus direkt ins Reethus. Ich habe keine Lust, zwischendurch nochmals eine Wanderung hierher zu machen.«

Meine Mutter besitzt die einzigartige Gabe, die Zeit zurückzudrehen. Ich fühle mich wieder wie eine Zehnjährige. Warum mutiert man eigentlich in Sekundenschnelle von einem eigenständigen Erwachsenen in ein folgsames Kind im Vorschulalter, wenn man mit seinen Eltern zusammen ist? Ob das ein Leben lang so bleibt? Ich befürchte es.

Wir nehmen unsere Badetasche aus dem Kofferraum, und mein Blick fällt auf die kleine Minikühltasche, die mir der Apotheker geschenkt hat.

»Lagern Sie die Hormone zwischen zwei und acht Grad im Kühlschrank«, sagte er. »Und wenn Sie unterwegs sind, transportieren Sie am besten alles in dieser Tasche.«

Was bin ich froh, dass ich die jetzt dabeihabe.

»Du hast ja ein süßes Kühltäschchen.« Meine Mutter schaut interessiert auf die kleine blaue Tasche an meinem Arm.

»Hat man so was jetzt in München? Praktisch. Habt ihr euch ein bisschen Proviant mitgenommen?«

Ich spüre, wie ich rot werde. Hoffentlich glaubt meine Mutter, das kommt von der Hitze.

»Na ja«, sage ich. »Immer gut, ein paar kühle Getränke dabeizuhaben.«

Das darf nicht wahr sein! Nun lüge ich sogar schon meine Mutter an! So weit treibt mich also der Kinderwunsch. Aber ich möchte ihr nichts von Hormonen und der Insemination sagen. Ich glaube, sie würde es nicht wirklich gut finden. Ich möchte ihr weiterhin die Illusion geben, dass bei mir alles ganz natürlich läuft.

Wir suchen uns einen Strandkorb. Martin geht sofort schwimmen, während ich es mir mit meiner Mutter gemütlich mache. Kaum ist er verschwunden, ergreift meine Mutter die Gelegenheit, ein Mutter-Tochter-Gespräch zu beginnen.

»Wie geht's dir denn, mein Kind?«, fragt sie interessiert und liebevoll.

»Ach, eigentlich alles super«, sage ich. »Ich habe momentan ziemlich viel in der Agentur zu tun. Und Martin ist auch oft unterwegs. Aber ansonsten läuft alles gut.«

»Ach, dann seht ihr euch gar nicht so oft?« Meine Mutter sieht mich mit fragendem Blick an.

»Doch, schon. Aber wir sind eben beide ziemlich viel beschäftigt.«

Seit ihrer Scheidung ist meine Mutter stets besorgt, dass mir das auch einmal passieren könnte. Deshalb möchte sie in Sachen Beziehung immer alles ganz genau wissen.

»Übrigens ist Sigrid gerade Oma geworden«, sagt meine

Mutter. »Sie sagt, das wäre das Schönste, was ihr je passiert ist. Viktor heißt der Kleine.«

Okay, daher weht also der Wind. Der eindeutige Versuch meiner Mutter, mir mal wieder unmissverständlich deutlich zu machen, dass sie auch gerne ein Enkelkind hätte.

»Wie schön für Sigrid«, sage ich. Sigrid ist die beste Freundin meiner Mutter.

»Puuh, ist das heiß heute. Gibst du mir mal was zu trinken aus deiner Kühltasche?«

Sie sieht mich über den Rand ihrer Sonnenbrille an, und auf einmal habe ich das Bedürfnis, ihr alles zu erzählen.

»Mami, da ist etwas, was ich dir sagen muss.«

Meine Mutter blickt mich erschrocken an.

»Nein, nichts Schlimmes. Aber in der Kühltasche ist kein kühles Getränk, sondern meine Hormonspritze.«

Meine Mutter schaut irritiert. »Warum brauchst du Hormone? Bist du etwa schon in den Wechseljahren?«

Na super. Ich schlucke. Selbst meine Mutter ist der Meinung, dass meine Eierstöcke bereits frühpensioniert sind.

»Nein, Mami. Martin und ich versuchen ein Baby zu bekommen. Und weil es bisher nicht geklappt hat, haben wir uns jetzt für eine Insemination mit hormoneller Unterstützung entschlossen.«

»Eine was?«

Meine Mutter ist sichtlich überfordert.

»Ich nehme Hormone, um mehr Eizellen zu produzieren und damit die Chance zu erhöhen, schwanger zu werden.«

»Ach ja, ich glaube, darüber habe ich schon mal was gelesen. Die Tochter von Erika hat auch so was gemacht und dann

Zwillinge bekommen. Finde ich eine prima Idee. Die Medizin ist heutzutage so fortgeschritten. Das muss man doch ausnutzen. Und warum hast du die Hormone am Strand dabei?«

Ich bin erstaunt. Diese positive Reaktion hätte ich von meiner Mutter nicht erwartet. Ich hole den Pen aus der Kühltasche und erkläre ihr, wie alles funktioniert. Sie hört interessierter zu, als das Martin je getan hat.

»Unglaublich«, sagt sie. »Zu unseren Zeiten gab es so etwas ja leider noch nicht. Aber trotzdem würde ich dir empfehlen, die Hormone nicht zu lange zu nehmen. Wer weiß, welche Nebenwirkungen die haben.«

Typisch meine Mutter. Aber sie hat recht. Seitdem ich die Hormone spritze, bin ich oft viel emotionaler, launischer und gereizter als früher. Stimmungsschwankungen von null auf hundert inklusive. Manchmal erkenne ich mich selbst nicht wieder. Es gibt Tage, da könnte ich den ganzen Tag nur heulen und gehe wegen jeder Kleinigkeit sofort an die Decke. Ein falsches Wort von Martin, und ich stelle unsere ganze Beziehung infrage. Und trotzdem. Das alles ist es mir wert, wenn es zum ersehnten Ziel führt.

»Weiß Martin davon?«, fragt sie.

Ich muss lachen. »Klar, er ist doch mein Mann.«

»Und das funktioniert auch wirklich?«, sagt sie mit der Hoffnung, nun doch ganz bald Großmutter zu werden.

»Ich hoffe es, Mami«, sage ich. »Ich hoffe es sehr.«

Martin

Die Krise

»Kein Wunder, dass ich im Moment so wenig Lust habe. Guck doch mal genau in den Spiegel.«

Es ist einer dieser verhängnisvollen Momente. Noch während ich den Satz ausspreche, ist mir klar, dass er böse Konsequenzen haben wird. Aber er musste trotzdem raus. Er hat ein Eigenleben entwickelt, er ist nicht mehr zu stoppen. Jeder Mann kennt das. Die subjektive Wahrheit muss in gewissen Situationen einfach gesagt werden, wenn sich zu viel Druck angestaut hat. Egal, ob das die Partnerschaft, die Karriere oder den Kopf kostet.

Das Problem ist, dass es keine »Delete«-Taste für so einen in den Raum geworfenen Satz gibt. Wie bei einer Mail, die man in der ersten Wut geschrieben hat. Und beim zweiten Durchlesen merkt, dass man an einigen Stellen doch etwas überreagiert hat. Nein, der Satz lässt sich nicht wieder einsaugen. Ich muss an den berühmten Zahnpasta-Vergleich denken. Hat man die erst mal aus der Tube gedrückt, gibt es kein Zurück mehr. Die Zahnpasta ist also heute draußen.

Vorausgegangen war meiner Bemerkung ein harmonisches Wochenendfrühstück. Das besteht traditionell aus einem ersten Teil, in dem ich mich mit Carla unterhalten muss, obwohl ich die ersten drei Stunden des Tages eigentlich weder kommunikationsfähig noch kommunikations*willig* bin. Aber eine

Partnerschaft verlangt Kompromisse, das habe ich inzwischen gelernt.

Dieser kommunikative Teil dauert erfahrungsgemäß nur maximal dreißig Minuten. Dann ist Carlas Mitteilungsdrang fürs Erste gestillt, und es folgt der zweite Teil: Ich kann endlich die Zeitung lesen. Allerdings tat ich dabei heute das, was bei Ehepaaren häufig zu beobachten ist: Ich fand eine Meldung so interessant, dass ich sie Carla spontan vorlas.

»Hör mal: Neue Forschungen haben ergeben, dass Männer nicht, wie bisher fälschlich behauptet, alle sieben Minuten an Sex denken, sondern nur 19 Mal am Tag.«

»Ich würde mich schon freuen, wenn du *einmal* am Tag an Sex denkst«, sagte Carla trocken.

Vermutlich war ihre Bemerkung lustig gemeint oder einfach nur so dahingesagt. Aber sie erwischte mich total auf dem falschen Fuß. Denn ich mache mir im Moment so einige Gedanken über dieses Thema. Mir fällt selbst auf, dass meine Lust auf Annäherung seit einigen Monaten stark abgenommen hat, was völlig neu für mich ist. Bereits ein erstes Warnsignal, dass unsere Beziehung auf dem Weg in eine Krise ist? Oder ein Anzeichen meines fortschreitenden Alters? Vielleicht liegt aber der Grund für die gegenwärtige Flaute auch nur im überpräsenten Kinderwunsch, durch den unser Zusammenleben eine ungewohnte Schwere bekommt.

Bei Carla, um ganz offen zu sein, auch eine zunehmende Schwere im körperlichen Sinne. Seit sie sich regelmäßig Hormonspritzen zur Unterstützung der Insemination in den Bauch jagt, hat sich leider auch innerhalb kürzester Zeit ihre Figur verändert. Carla hat, was für sie neu ist, einen deutlich sichtbaren Bauch bekommen. Eine Art Minibierbauch, in Rekordzeit gewachsen. Es mag an den Hormonen liegen. Oder auch daran, dass sie während der Hormonaufnahme keinen Sport machen soll und sich auch daran hält. Carla bewegt sich kaum noch, dazu isst sie mehr und ungesünder als sonst. Mir ist völlig klar, dass man eine Partnerschaft nicht auf Äußerlichkeiten reduzieren darf. Schon gar nicht in einer extremen Kinderwunschphase, die von Carla einen hohen körperlichen Einsatz verlangt. Ein Mann sollte dafür Verständnis haben. Ich bewundere Carla auch wirklich für den Heldenmut, mit dem sie sich selbst jeden Abend die Nadel der Spritze in den Bauch rammt. Das würde ich wohl kein einziges Mal schaffen.

Doch andererseits sind wir Männer immer noch armselige Sklaven der Evolution. Da kann das Gehirn in Massen philosophische Gelassenheit und politisch korrekte Parolen in Botenstoffe verpackt aussenden, der Rest des Körpers reagiert unbeeindruckt davon weiterhin auf simple Primärreize. Man kann sicher einige Zeit über die äußerlichen Veränderungen der Partnerin hinwegsehen, aber irgendwann nagen diese Veränderungen auch an der spontanen Lust.

Dieser Hintergrund, kombiniert mit Carlas Vorwurf, dass sie sich mehr körperliche Zuwendung wünschen würde, bündelte sich in dem wütenden Satz, den ich Carla soeben entgegengeschleudert habe.

»Verschwinde«, sagt Carla, »und zwar sofort!«

Das hat sie noch nie gesagt. Und diese Formulierung gehört wohl auch zum derbsten Bereich ihres Wortschatzes. Denn selbst im hitzigsten Streit argumentiert Carla so, als müsste sie sich gerade für den diplomatischen Dienst empfehlen. Eine

Fähigkeit, für die ich sie immer bewundert habe. Im Gegensatz zu mir flippt sie nie aus. Selbst wenn sie innerlich extrem wütend ist und ich schon an der Decke kleben würde, bleibt sie sachlich und wird niemals verletzend. Sie wahrt ihr Gesicht, wie man das in Asien ausdrückt und sehr schätzt. Man kann Carla deshalb auch ideal in allen grenzwertigen Situationen nach vorn schicken. Wenn am Flughafen das Gepäck nicht kommt oder in der Autowerkstatt die Räder entgegen der Laufrichtung angeschraubt sind: Sie managt das perfekt, Carla hinterlässt keine verbrannte Erde.

Doch es gibt auch bei ihr eine Toleranzgrenze. Wenn diese durch Ungerechtigkeiten überschritten ist, reagiert sie radikal und unversöhnlich. Und ich habe soeben mit meiner blöden Bemerkung diese Grenze überschritten. Weit überschritten. Es macht deshalb keinen Sinn, jetzt mit ihr diskutieren zu wollen.

Um also nicht *mein* Gesicht zu verlieren, bleibt mir nichts anderes übrig, als ihrer unmissverständlichen Aufforderung zu folgen.

Verdammt, ich Idiot! Der Tag hätte so schön werden können, wenn ich mir diesen einen Satz verkniffen hätte. Auch in der engsten Partnerschaft sollte man nicht jeden der bis zu 60 000 Gedanken mitteilen, die täglich durch unsere Köpfe schießen.

Etwas konfus packe ich meine Reisetasche, da ich nicht weiß, wie lange mein Ausflug dauern wird. Schon einige Male war Carla richtig wütend auf mich. Einmal haben wir ganze zwei Tage lang nicht miteinander gesprochen. Aber rausgeworfen hat sie mich bisher noch nie. Mit einem demonstrativ lauten Knall lasse ich die Tür beim Gehen ins Schloss fallen.

Als Hinweis darauf, dass ich Carlas Verhalten für überzogen halte. Rein rechtlich kann sie mich leider jederzeit vor die Tür setzen und dort sitzen lassen. Der Mietvertrag läuft auf sie. Wir wollten das schon einige Male ändern. Nun bereue ich, dass wir es dann doch nicht getan haben.

Die größte Wohnung aller meiner Freunde hat Stefan.

»Was hast du denn angestellt?«, fragt er verschlafen, als ich ihn anrufe. »Klar, kannst gern zu mir kommen und bleiben, solange du willst, kein Thema. Wenn dich nicht stört, dass Lea hier ist.«

»Lea?«

Meiner Meinung nach hieß seine Freundin Sarah oder so ähnlich.

»Frag nicht lange«, sagt Stefan. »Du wirst sie gleich kennenlernen.«

Also doch eine Neueroberung. Ich muss zugeben, in den weniger guten Momenten meiner festen Beziehungen habe ich Stefan insgeheim bewundert. Er ist der Beweis dafür, dass der Spruch »Irgendwann muss jeder erwachsen werden« völliger Blödsinn ist. Mit sichtlichem Spaß und Erfolg führt Stefan seit über zwei Jahrzehnten das Leben eines Berufsjugendlichen. Das beginnt bei der Kleidung, die immer eine Spur zu modisch für sein Alter ist. Es zeigt sich im Job, wo er als Filialleiter eines Coffee-Shops mit Lässigkeit Karriere gemacht hat. Und es reicht bis zu den wechselnden Partnerinnen, die er meist gleich akquiriert, wenn sie ihren Latte-to-go bei ihm holen.

Im Gegensatz zu mir kennt Stefan jeden neuen Klub der Stadt nicht nur aus der Zeitung, sondern auch von innen.

Zwei, drei Tage in der Woche ist er immer noch im Nacht-leben aktiv. Und an Sonntagen sollte man ihn nicht vor dem *Tatort* anrufen. Denn meist kommt er erst nach Hause, wenn Carla und ich bereits unsere Frühstückseier geköpft haben.

Wann war ich mit Carla eigentlich das letzte Mal in einem Klub? Es dürfte vor fast einem Jahr gewesen sein, als meine Freundin Kerstin anlässlich ihres 40. Geburtstags die Lizard Lounge gemietet hatte. Es war auch der Abend, an dem ich merkte, dass mein Tanzstil in den späten Achtzigerjahren ste-cken geblieben ist. Während sich Carla zu meinem Erstaunen trotz mangelnden Trainings so geschmeidig und lasziv be-wegte wie die Mädels in einem Gangsta-Rap-Video, kam ich mir vor wie ein Altpolitiker, der auf dem Jugendparteitag den Disco-Abend eröffnet.

Nun gut, Leute mit über 40 gehören auch nicht mehr in einen Klub. Es sei denn, er gehört ihnen. Es gibt ein natürliches Terrain für jedes Alter. Und Nächte auf der Piste, die bis zum Morgen dauerten, hatte ich in meinem Leben genug. Schein-bar im Gegensatz zu Carla, die manchmal Andeutungen macht, dass sie es schon vermisst, mal wieder exzessiv feiern und tanzen zu gehen. Aber für uns Männer ist das Nachtleben ein Dschungel, um Frauen aufzuspüren. Ich hab meine Frau, was soll ich also weiter lospirschen?

In meinem Alter nähert man sich einem angesagten Klub, um die eigene Tochter abzuholen, sicher nach Hause zu brin-gen und auf der Fahrt zu checken, ob sie eventuell irgendwas Gefährliches geschluckt oder geraucht hat.

So hatte ich mir das zumindest immer vorgestellt. Älter werden mit Würde. Und mit einer Tochter. Denn entgegen der Mehrzahl aller Männer, die von Söhnen träumen, um damit eine familieneigene Fußballmannschaft aufzustellen, wäre mir eine Tochter viel lieber. Eine Carla im Miniformat. Und wie die Frauennationalmannschaft beweist, kann man auch mit einer Tochter inzwischen ganz gut Fußball spielen. Tochter, Kind ... Ich bin wieder beim Thema. Auch ohne Carlas Einfluss komme ich nicht davon los.

»Was hast du auch anderes erwartet?«, fragt mich Stefan, als ich wenig später in seiner Küche sitze. Mir zuliebe hat er sich bereits um 14 Uhr aus dem Bett gequält und zaubert mit seiner betagten Pavoni-Maschine einen spitzenmäßigen Espresso.

»Coffee-to-stay«, sagt er und lacht.

Ich greife seine Frage wieder auf: »Was hätte ich nicht anders erwarten sollen?«

»Wenn du eine Frau triffst, deren Kompass bereits Richtung 40 zeigt, ist doch ganz klar, dass du der Letzte in der Kette bist. Da hättest du dir mal früher Gedanken machen sollen, wenn das für dich ein Problem ist. Nach meiner Erfahrung wünschen sich 99 Prozent aller Frauen ein Kind. Ganz egal, ob sie das zugeben oder nicht. Und wenn sie bis Mitte 30 noch keines haben, bist du eben der Terminator. So einfach ist das.«

Wer auf politisch korrekte Kommentare steht, sollte sich von Stefans Küche fernhalten. Er liebt es, die Dinge auf den Punkt zu bringen.

»Stell dir vor, du wirst als Stürmer in der 85. Minute eines Champions-League-Finales eingewechselt. Was erwartet man da von dir? Dass du ein Tor schießt. Dass du die Kugel versenkst. Also hau das Ding rein, kann doch nicht so schwer sein. Und Carla ist doch immer noch eine heiße Maus.«

»Das *immer noch* wird sie freuen.«

»Sag, was ist euer Problem? Ihr seid doch fast in Harmonie ertrunken. Wieso hat sie dich nun endlich entsorgt?«

»War meine Schuld. Sie hat im Moment ... na ja ... keine Idealfigur. Die Hormone wegen des Schwangerschaftswunsches und das ganze Zeug. Da hab ich einen unpassenden Spruch gemacht.«

»Tut man das?«, fragt Stefan gespielt moralisch. »Und gerade du ...«

»Wie meinst du das?«

»Na, guck dich mal an. *The Sexiest Man Alive* bist du auch nicht.« Er klopft auf meinen Bauch und lacht. »Onepack statt Sixpack.«

Ich muss zugeben, Stefan ist wirklich besser in Form als ich. Er trägt so eine Art T-Shirt mit Riesenausschnitt, die Til Schweiger gesellschaftsfähig gemacht hat. Darunter zeichnen sich perfekt definierte Brustmuskel ab.

»Du solltest aufpassen«, sagt Stefan. »Männer neigen zur Selbstüberschätzung. Neulich hab ich im Fitnessstudio einen Typen gesehen, der schleppte sicher 15 Kilo Übergewicht mit sich rum. Trotzdem hat er jede halbwegs attraktive Frau mit einem Blick angesehen, als wäre er einfach unwiderstehlich.«

»Schon gut, du Kaffeehausphilosoph.«

»Hi«, sagt plötzlich eine Mädchenstimme hinter mir.

Unbemerkt ist Lea in die Küche gekommen. Sie ist barfuß und trägt Stefans Bademantel, der ihr sichtlich zu groß ist.

»Machst du mir auch einen?«, sagt sie zu Stefan und deutet mit dem Kinn Richtung Kaffeemaschine.

»Alles klar bei dir, Baby?«, fragt Stefan sie und macht ihr einen Kaffee.

Sie sagt nichts, nickt nur müde, schnappt sich den Espresso und geht grußlos wieder aus der Küche. Ihr seltsamer Auftritt hat insgesamt nicht mal eine Minute gedauert. Mich scheint sie, wenn überhaupt, nur am Rande wahrgenommen zu haben.

»Die Jugend von heute«, sagt Stefan.

Lea wirkt wirklich erschreckend jung. Und zierlich, mädchenhaft. Eigentlich gar nicht Stefans Typ. Er bevorzugt sonst körperlich extrem präsente Frauen.

»Hat sie denn schon Abi?«, frage ich.

»Ist bei mir kein Auswahlkriterium.«

»Jetzt mal im Ernst, sie ist maximal 20.«

»19, falls du es genau wissen möchtest.«

»Sie könnte also deine Tochter sein.«

»Ist sie aber nicht. Du hast ja gesehen, sie sieht mir gar nicht ähnlich – sie ist hübsch.«

Es ist für Stefan noch zu früh, um mit ihm ein seriöses Gespräch zu führen.

»Aber ... was habt ihr denn für Gesprächsthemen?«, starte ich einen neuen Anlauf. »Sie lebt doch in einer völlig anderen Welt als du.«

»Du stellst vielleicht bescheuerte Fragen, ist das ein Verhör? Als hätten Gesprächsthemen was mit dem Alter zu tun. Und in einer anderen Welt lebt sie nicht, sonst hätten wir uns nicht getroffen.«

»Was ich meine, ihr seid doch in verschiedenen Zeiten aufgewachsen, mit unterschiedlicher Musik, anderen Büchern, speziellen Fernsehserien ...«

»Blablabla. Kein Wunder, dass Carla dich rausgeworfen hat, du sprichst schon wie ein Pastor! Unterhältst du dich mit Carla den ganzen Tag über *Bonanza*, oder was?«

»War ja nur eine Frage, es interessiert mich wirklich.«

»Wieso, willst du dich jetzt altersmäßig nach unten orientieren?«

»Eben nicht. Ich denke, es hat schon seinen Sinn, eine Partnerin zu haben, die nicht gleich Jahrzehnte jünger ist als man selbst.«

»Denkst du, okay. Dann denk das mal weiter. Kennst du die Fabel vom Fuchs und den Trauben?«, fragt Stefan.

»Sagt mir nichts.«

»Ein Fuchs entdeckt einen Weinstock mit richtig fetten Trauben. Er tut alles, um an die Trauben ranzukommen. Er springt, er versucht hochzuklettern. Alles vergeblich. Um sich nicht weiter vor den Vögeln zu blamieren, die ihn oben von einem Baum herab beobachten, sagt er schließlich: ›Was soll ich mir Stress machen, die Trauben sind eh zu sauer.‹«

»Was willst du mir damit sagen?«, frage ich.

»Das ist eine Fabel, Junge.«

»Du denkst, meine Trauben sind die jungen Mädels, an die ich eigentlich ran will und nicht mehr rankomme?«

Stefan grinst. »Die persönliche Botschaft musst du schon selbst entschlüsseln. Jedenfalls bin ich mit meinem Leben zufrieden. Du scheinbar nicht so sehr, zumindest im Moment.«

»Aber Carlas Alter ist nicht das Problem, wirklich nicht.«

»Was dann? Du willst kein Kind?«

»Doch, schon. Ich habe nichts dagegen.«

»Wow, klingt ja echt euphorisch.«

»Nein, versteh mich nicht falsch, ich mache im Moment wirklich alles, damit Carlas Wunsch bald in Erfüllung geht.«

»Carlas Wunsch ...« Stefan grinst mich an.

»Sorry, *unser* Wunsch natürlich. Aber mein Lebensglück

hängt nicht nur davon ab, jetzt sofort Vater zu werden. Das Thema ist zwischen Carla und mir im Augenblick zu präsent. Es geht um nichts anderes mehr. Eisprung, Schwangerschaft, Baby – das sind unsere Gesprächsthemen. Ich würde das gern lockerer angehen.«

»Du kannst das auch lockerer sehen«, sagt Stefan, »bei dir läuft auch kein biologischer Countdown. Aber ich sag dir als dein Freund eines: Wenn du nicht wirklich bereit dazu bist, und zwar im Innersten bereit, dann musst du das Carla mitteilen. Und zwar sofort. Alles andere ist total unfair. Du verschwendest dann nur weiter ihre Zeit. Und du selbst wirst auch nicht glücklich.«

»Das ist echt nicht das Problem. Eigentlich möchte ich schon ein Kind.«

»Weißt du, was das Problem unserer Zeit ist?«, fragt Stefan.

»Nun wirst du aber zum Pastor ...«

»Es ist das Wort *eigentlich*. Alle Menschen wissen, was sie wollen, eigentlich. Also streich dieses Wort künftig aus deinem Leben, dann renkt sich das mit Carla bald wieder ein, wie ich die Lage einschätze.«

»Hm, da bin ich mir nicht ganz so sicher«, sage ich.

»... eigentlich«, ergänzt Stefan.

Vielleicht sollte man öfter mal eine Beziehungspause einlegen. Jedenfalls hat das erste Wiedersehen mit Carla nach zehn Tagen in unserem Lieblingsrestaurant etwas von einem ersten Date. Man ist besonders nett, aufmerksam und höflich. Man tastet sich ab, gibt sich richtig Mühe. Und, da ich zweifelsfrei der Böse war, tue ich alles, um Carla zu zeigen, dass sie weiterhin meine Traumfrau ist.

Sie hat die Machtprobe gewonnen. Nach einer Woche ohne jede Nachricht von ihr war ich völlig weich gekocht. Die Vorstellung, dass aus dem Streit durch meinen Stolz wirklich eine Trennung werden könnte, war für mich erschreckend und unerträglich. Ich möchte Carla nicht verlieren, nein. Und Stefan hat schon recht, ich muss ihr künftig bei unserem Kinderwunsch noch mehr Rückendeckung geben.

Schließlich rief ich Carla an. Und lud sie ein, uns heute hier zu treffen. Wider Erwarten stimmte Carla ohne irgendwelche Diskussionen zu.

»Warum wolltest du dich mit mir treffen?«, möchte Carla schließlich wissen, nachdem wir uns erst mal mit unverbindlichen Themen wieder angenähert haben.

»Da gibt es einige Gründe.«

»Dann fang mal beim ersten an.«

»Also. Erstens hab ich gemerkt, dass ich nicht ohne dich leben will und kann. Zweitens, dass mein Spruch über deine veränderte Figur wirklich völlig daneben war. Drittens werde ich wirklich alles tun, damit dein Traum, schwanger zu werden, bald in Erfüllung geht. Viertens möchte ich zusammen mit dir eine Reise machen.«

»Eine Reise?«, wiederholt Carla mit einem großen Fragezeichen in der Stimme.

»Die anderen drei Gründe beeindrucken dich also nicht?«

»Die hatte ich erwartet. Allerdings soll es nicht nur mein Traum sein, ein Kind zu bekommen, sondern auch deiner.«

»Schon klar, war nur falsch formuliert.«

»Aber selbst, wenn es perfekt formuliert wäre, es sind nur Worte, Martin«, sagt Carla plötzlich ganz ernst. »Mit Worten kann man sich einschmeicheln, das beherrschst du gut. Man kann den anderen aber auch brutal verletzen. Auch das kannst du bestens, wie du gezeigt hast.«

»Es tut mir wirklich leid«, wiederhole ich. »Ich hab das wirklich nicht so gemeint.«

Carla geht nicht weiter darauf ein. »Dass ich mich überhaupt wieder mit dir treffe«, sagt sie, »liegt daran, dass ich nicht grundsätzlich an deinen Gefühlen zu mir zweifle. Aber davon abgesehen, fällt die Bilanz für dich im Moment nicht so gut aus.«

»Wie meinst du das?«

»Ich hatte in den letzten Wochen das Gefühl, dass dich das Wohlbefinden irgendeines Spielers von Bayern München mehr interessiert als das deiner Frau. Ich fühle mich allein gelassen. Und das in einer wirklich schwierigen und extremen Zeit für mich. Wann hast du mich zum letzten Mal gefragt, wie es mir wirklich geht? Wie es in mir drin aussieht? Was diese ganzen Hormone nicht nur mit meinem Körper, sondern auch mit meiner Psyche anstellen?«

»Schon gelegentlich, oder?«

»Mag sein. Aber ehrliches Interesse stelle ich mir anders vor. Sehr viel intensiver. Ich komme mir im Moment wie eine Einzelkämpferin vor. Das Projekt Kind ist fast komplett zu meinem geworden. Die meisten Paare aber wachsen gerade in dieser Phase noch mehr zusammen, die bilden ein Team, Martin!«

Ganz gerecht finde ich Carlas Vorwurf nicht. Es mag sein, dass ich sie nicht im Zehn-Minuten-Takt nach ihrem Wohlbefinden frage. Das ist aber auch nicht meine Art, mit schwierigen Situationen umzugehen. Ich versuche lieber, eine grundsätzlich gute und optimistische Stimmung zu verbreiten, als stundenlang Probleme zu sezieren und zu analysieren. Ich gehe da eben anders ran. Ich bin kein chronischer Händchenhalter. Was aber nicht heißt, dass ich mir keine Gedanken mache.

»Weißt du, ich fühle mich wie in einem dieser Zweierbobs bei den Olympischen Winterspielen. Du schiebst mal kurz an, dann springst du hinten rein und lässt mich vorn den Rest machen.«

»Du hast heute einen Hang zu Sportvergleichen.«

»Ich habe gelesen, das hilft, um von Männern besser verstanden zu werden.« Zum ersten Mal an diesem Abend lächelt Carla etwas. »Keine Angst, ich bin auch gleich fertig mit meinem moralischen Vortrag. Aber du hast mich verletzt, wirklich verletzt. Und du musst dich ändern. Ich wünsche mir mehr echte Zuwendung, mehr Verständnis. Sonst besteht die Gefahr, dass wir statt eines kleinen Babys große Probleme bekommen und unsere Beziehung daran zerbricht. Ja, wir sind gar nicht so weit davon entfernt, wie du vielleicht denkst. Aber du musst dazu jetzt nichts sagen. Denk einfach mal drüber nach.«

Carla guckt verzückt zum Nachbartisch, an dem eine dieser Klischeefamilien Platz genommen hat. Eine Familie wie aus der Schokoriegelwerbung, die das Leben ohne Kinder zum stillen Vorwurf macht. Eltern, die auch nicht mehr ganz taufrisch wirken, mit zwei Mädchen, offensichtlich Zwillinge, vielleicht fünf Jahre alt. Und natürlich darf der Golden Retriever nicht fehlen. Er hat sich sofort brav unter den Tisch gelegt, mit der Schnauze in unsere Richtung. Der Hund guckt Carla so treuherzig an, wie ich das nie hinkriegen würde.

»Wohin soll die Reise denn gehen?«, fragt Carla.

»Ich dachte, wir holen endlich mal unsere Flitterwochen nach.«

Unsere Hochzeitsreise ist auch eines dieser »Eigentlich«-Themen. Seit zwei Jahren schieben wir sie vor uns her. Direkt nach der Hochzeit hatten wir weder Zeit noch Geld, um was ganz Besonderes zu machen. So machten wir erst mal gar nichts. Bis heute. Doch das soll sich nun ändern.

»Ich dachte an die Malediven.«

»Du machst einen Witz«, sagt Carla.

»Nein, die Witze kommen erst später.«

»Du weißt, dass das immer mein Traum war! Du bist verrückt.«

Nun, verrückt bin ich nicht. Denn, und das sage ich Carla natürlich nicht, inzwischen sind manche Reisen auf die Malediven billiger als nach Mallorca.

»In zwei Wochen geht's los«, sage ich.

»Was, du hast schon gebucht?«

Statt begeistert reagiert Carla geschockt.

»Und was ist, wenn ich bis dahin schwanger bin?«

»Umso besser!«

»Das ist doch wieder mal typisch, du denkst nicht an mich, sondern nur an dich.«

»Wie meinst du das? Ich wollte dir doch nur eine Freude machen.«

»Wie lange fliegt man denn auf die Malediven?«

»Hm, ich schätze mal zehn Stunden«, rate ich.

»Eben. Weißt du, dass ein Langstreckenflug so ziemlich das Schlimmste ist, was man in den ersten drei Monaten der Schwangerschaft machen kann?«

»Wirklich ...?«

Wie soll ich das wissen, so ein Mist aber auch. Da möchte man seiner Frau einen Traum erfüllen und mit einem romantischen Liebesurlaub der Zweisamkeit einen Kick geben, wieder ein bisschen Feuer im Kamin machen. Aber dann funkt schon im Vorfeld der ungeborene Nachwuchs dazwischen.

»Dann müssen wir die Reise eben verschieben, das geht schon irgendwie«, sage ich reumütig. Und enttäuscht.

»Außerdem weißt du gar nicht, ob ich Lust habe, mit dir zu verreisen«, sagt Carla. »Du hast sehr hoch gepokert, ich lasse mich nicht mit einer schönen Reise kaufen.«

»Das weiß ich. Aber ich kenne dich besser, als du glaubst.«

»Na, sei dir deiner Sache mal nicht zu sicher. Die Konkurrenz schläft nicht. Ich habe noch ganz gute Chancen, wie ich in den letzten Tagen erfahren habe. Es gibt Männer, die meine Figur durchaus mögen.«

Diese kleine Spitze musste sein. Und ich glaube ihr, denn auch der Silver-Daddy am Nachbartisch guckt auffällig oft in Carlas Richtung.

»Pass auf, ich beweise dir, dass ich sogar deine geheimen Wünsche kenne. Ich gehe jetzt zur Toilette, und du bestellst währenddessen. Wenn ich wiederkomme, sage ich dir, was du bestellt hast.«

»Klar, du kennst meine Lieblingsgerichte, aber was ist, wenn ich heute Lust auf etwas ganz anderes habe?«

»Ich weiß, worauf du Lust hast, genau darum geht es doch«, sage ich.

»Du wirst so was von danebenliegen«, sagt Carla, aber ich merke, dass sie Spaß an diesem Spielchen hat, das hoffentlich auch etwas von unserem großen Thema ablenkt.

»Und«, sagt sie, als ich wiederkomme, »wie lautet dein Tipp?«

»*Caprese* mit Büffelmozzarella. Das war einfach, das bestellst du ja meistens. Die Hauptspeise ist schon schwieriger. Aber ich glaube, du brauchst heute Fleisch. *Tagliata di manzo.* Richtig?«

»Wahnsinn, es stimmt«, sagt Carla scheinbar wirklich beeindruckt. »Hast du dich in der Zeit ohne mich so gelangweilt, dass du einen Hellseherkurs belegt hast? Ich mach mir wirklich Sorgen. Da ist man fünf Jahre zusammen, und der Partner kann bereits Gedanken lesen. Irgendwie erschreckend ...«

»Na, keine Sorge, alle kann ich noch nicht lesen. Aber ich arbeite daran.«

Nachdem Carla am Anfang so unmissverständlich ihre Forderungen an mich formuliert hat und meine Entschuldigung wohl angenommen hat, wird es ein entspannter Abend. Das Gespräch scheint dadurch beflügelt, dass wir uns einige Zeit nicht gesehen haben. Wir unterhalten uns intensiv, lachen viel. Wir sind uns wieder mal richtig nahe.

Als ich zum ersten Mal auf die Uhr sehe, ist es bereits nach elf. Außer uns sind nur noch zwei Tische besetzt. Auch die Familie am Nachbartisch hat sich längst verabschiedet.

»Was machen wir jetzt eigentlich mit der Reise?«, frage ich.

»Wir lassen das mal auf uns zukommen«, sagt sie. »Versteh mich nicht falsch, es ist total lieb von dir, dass du so eine Traumreise organisiert hast. Ich bin ganz gerührt, ich weiß das grundsätzlich wirklich zu schätzen.«

Sie nimmt meine Hand, zum ersten Mal an diesem Abend.

»Danke«, sagt sie und sieht mich mit ihren funkelnden grünen Augen an.

»Magst du noch einen Espresso?«, frage ich etwas ungelenk, ihr Stimmungsumschwung kommt für mich doch etwas überraschend.

»Du kannst doch meine Gedanken lesen, warum fragst du dann?«, sagt sie sanft und lächelt.

Ich bestelle zwei Caffè bei Luca, meinem Lieblingskellner.

»Ich muss dir noch was sagen, Martin.« Carla sieht mich plötzlich wieder ernst an. »Ich hab's mir überlegt, ich werde doch nicht mit dir auf die Malediven fliegen.«

Ich kann erst mal ein paar Sekunden lang gar nichts sagen, so überraschend kommt dieser Satz für mich.

»Wieso denn nicht?«, frage ich schließlich. »Wir hatten doch einen tollen Abend. Ich dachte, es sei wieder alles bestens zwischen uns. Und den Flug können wir verschieben, ich manage das.«

»Wie auch immer, ich möchte nicht mit einem Betrüger verreisen.«

Wieder trifft sie mich völlig unvorbereitet.

»Was meinst du mit Betrüger? Falls du auf die letzten Tage bei Stefan anspielst, ich war dir so was von treu, das musst du mir glauben.«

»Ich bleibe dabei, du bist ein gemeiner Schwindler«, sagt Carla. Aber sie hält die Rolle nicht durch und kichert plötzlich.

Nun bin ich komplett verwirrt. »Was ist das für ein Spielchen?«, möchte ich von ihr wissen.

»Das war meine grausame Rache.«

»Rache wofür?«

»Ich erwarte ein Geständnis. Du bist auf dem Rückweg von der Toilette in die Küche und hast Luca gefragt, was ich bestellt habe. Stimmt's?«

»Was, woher willst du das wissen?«

»Ganz einfach. Weil ich diesen Verdacht hatte und Luca danach gefragt habe, als du später nochmals auf der Toilette warst. Traue nie einem Mann, das habe ich gelernt. Du glaubst doch nicht, dass du bei mir mit einem so simplen Trick durchkommst! Mache nie den Fehler, mich zu unterschätzen.«

»Luca, dieser Verräter!«, sage ich.

Und bin erleichtert. Für einen Moment hatte Carla mich wirklich geschockt.

»Wohin reisen wir denn, wenn wir uns das nächste Mal trennen und wieder versöhnen?«, frage ich Carla glücklich und übermütig, als wir wenig später zusammen in ihre Wohnung gehen, die nun wieder unsere Wohnung ist.

»Es gibt kein nächstes Mal. Das war der letzte Warnschuss«, sagt Carla.

Und ich merke, sie meint es ernst.

Carla

Die Reise

»Habe ich das richtig gehört?« Erstaunt schaue ich Martin an. »Hat uns der Kellner gerade zur Hochzeit gratuliert? Wir sind doch schon seit zwei Jahren verheiratet!«

Martin grinst. »Manchmal sind eben kleine Schwindeleien nötig, um den besten Platz im Restaurant zu bekommen. Und einen Gratischampagner dazu«, sagt er.

Auf unserem Tisch sind frische rote Rosenblätter in Herzform dekoriert, um uns herum stecken brennende Fackeln im Sand. Das Meer ist nur drei Meter entfernt, sanft schwappen kleine Wellen an den Strand. Ein Logenplatz für Honeymooner. Und für die wird der Tisch am Strand exklusiv reserviert. Aber eigentlich sind wir ja auch in den Flitterwochen. Wenn auch mit zwei Jahren Verspätung.

Wir sind auf den Malediven. Wie sich das schon anhört: Male-diven. Der Name sagt alles. Und wie eine Diva fühle ich mich auch. Wie eine champagnertrinkende Diva aus der Raffaello-Werbung. Barfuß, denn Schuhe trägt hier auf der Insel niemand.

Ich habe mich heute für ein Abendkleid entschieden, dem Anlass entsprechend. Diesen Moment will ich auskosten. Schließlich habe ich mein Leben lang darauf gewartet. Und wenn nicht hier, wo dann kann ich endlich mal mein langes Kleid von Hugo Boss anziehen, in das ich gerade noch so reinpasse. Wenn ich den Bauch weit genug einziehe. Denn die

Kombination aus Hormonen, Häagen-Dazs-Eis und Dallmayr-Pralinen hat leider Spuren an meiner Figur hinterlassen.

Martin sitzt mir im weißen Hemd und in weißer Hose gegenüber. Meine Güte, ich wusste gar nicht mehr, was für einen gut aussehenden Mann ich habe! Seine dichten schwarzen Haare sind nach hinten gekämmt. Er hat das große Glück, auch mit über 40 noch über eine volle Haarpracht zu verfügen, was ihn um Jahre jünger aussehen lässt. Und dann seine Art, den Kopf leicht schräg zu halten, während er mir aufmerksam zuhört. Was in letzter Zeit leider nicht immer der Fall war. Aber seit unserem Streit vor ein paar Wochen scheint er sich zumindest wieder etwas mehr anzustrengen, aufmerksamer zu sein.

Herrje, ich bin gerade dabei, mich neu in meinen eigenen Mann zu verlieben. Erste Auswirkungen der Liebesinsel? Oder habe ich einfach nur zu viel Champagner getrunken?

»Und? Hast du es dir so vorgestellt?«

Martin sieht mich an, und ich merke, wie er immer noch stolz auf seine Idee ist, mich hierher zu entführen.

»Nein. Ehrlich gesagt dachte ich nicht, dass es hier sooo schön ist.«

Meistens ist es doch im Leben genau andersrum. Man hat von etwas bestimmte Vorstellungen – und wenn man es dann sieht, ist man enttäuscht. Weil es so ganz anders ist, als man dachte. So habe ich mich gefühlt, als ich die Pyramiden zum ersten Mal sah. Klar, sie sind schon überwältigend. Aber in meinen Vorstellungen waren sie noch viel größer und gewaltiger als in Wirklichkeit.

Und hier ist alles noch viel intensiver als erträumt. Das Wasser noch blauer, der Sand noch weißer, die Palmen noch grüner. Hier sieht's genauso aus wie auf der Fototapete im

Partykeller meiner Eltern. Mit dem Unterschied, dass es nach Hibiskus und Rosen duftet statt nach Heizöl.

Nach unserer Ankunft am Nachmittag wurden wir erst mal von einer zarten Fee im Seidensari mit einem Tropical Fruit Punch und den Worten »*Welcome to Paradise*« begrüßt. Ja, ein Paradies ist das wirklich hier. Wir wohnen in einem Wasserbungalow. Einer luxuriösen Holzhütte auf Pfählen, mitten im Meer, die eigentlich nur aus einem einzigen großen Bett besteht. Ein schwimmendes Bett mit eigenem Jacuzzi, Open-Air-Dusche und einer Terrasse mit Holzstufen, die direkt ins Wasser führen. Romantischer geht's nicht.

Jetzt bin ich zwar im Paradies, aber immer noch nicht richtig glücklich. Denn insgeheim hatte ich so gehofft, dass ich endlich schwanger bin. Dafür hätte ich sogar meinen Traum geopfert und die Reise verschoben. Aber leider hat es wieder nicht geklappt. Mein Zyklus hatte sich sogar noch zwei Tage nach hinten verschoben. Was besonders zermürbend war, denn damit verlängerte sich die Warterei um weitere unerträgliche 48 Stunden.

Da checkt man seinen Körper alle paar Minuten nach ersten Schwangerschaftsanzeichen, und in Gedanken rechnet man schon das Sternzeichen seines ungeborenen Kindes aus. Und dann? Fehlanzeige. Wieder nichts. Alles Hoffen umsonst.

Ich war traurig. Und deprimiert. Dabei hatte ich diesmal so ein gutes Gefühl gehabt. Mein Körper hatte positiv auf die Hormonspritzen reagiert, und insgesamt hatten sich drei Eizellen gebildet. Und das, obwohl wir erst mal nur mit einer milden Stimulierung anfingen, um zu sehen, wie ich die Hormone vertrage.

Frau Doktor Steinberger war begeistert.

»Die Wahrscheinlichkeit einer Mehrlingsschwangerschaft ist durch die gute Eizellenreifung bei Ihnen erhöht. Aber ich denke, das Risiko können wir in Kauf nehmen, oder?«

Sie lächelte mir zu, während sie mir nach der Insemination ein Medikament zur Auslösung meines Eisprungs in den Bauch spritzte.

Mehrlingsschwangerschaft? Meine Güte, daran hatte ich ja überhaupt noch nicht gedacht! Natürlich ist uns aufgefallen, dass die Zwillingsdichte um uns herum extrem zugenommen hatte, aber bisher war ich immer davon ausgegangen, dass Zwillinge eher das Ergebnis einer In-vitro-Behandlung sind. Dass auch bei einer Insemination mit hormoneller Stimulierung die Chance, Zwillinge zu bekommen, höher ist, war mir neu. Wobei Martin die Vorstellung sehr praktisch fand. Typisch Mann eben.

»Besser geht's doch nicht!«, sagte er. »Dann haben wir mit einem Aufwasch gleich zwei Kinder.«

Während ich noch ein paar Minuten mit hochgelegten Beinen auf Doktor Steinbergers Behandlungsstuhl lag, fing ich langsam an, mich an die Vorstellung von Zwillingen zu gewöhnen. Vielleicht wäre das gar nicht so schlecht. Schließlich hatte ich mir immer eine große Familie gewünscht, und so wie es aussah, war ich trotz meines gebärfreudigen Beckens und Martins prädikatgeprüften Spermien anscheinend nicht dafür bestimmt, schnell schwanger zu werden. Mit Zwillingen könnten wir wieder Zeit aufholen und wären innerhalb von Rekordzeit eine vierköpfige Familie!

Nun ja, über eine mögliche Zwillingsschwangerschaft musste ich mir dann keine Gedanken mehr machen.

Ich war wahnsinnig enttäuscht, dass es wieder nicht geklappt hatte, und kurz davor, unseren Kinderwunsch erst mal auf Eis zu legen. Das letzte Jahr war eine extreme nervliche Belastung für mich gewesen: Zyklusüberwachungen, vier Inseminationen, davon eine mit hormoneller Stimulierung, und die ganzen Hormone hatten nicht nur meinen Körper verändert – ich hatte bestimmt vier Kilo zugenommen –, sondern mir auch meinen Optimismus und meine Unbeschwertheit genommen. Ich hatte keine Lust mehr, mir alle zwei Wochen morgens und abends irgendwelche Hormondragees in den Körper zu schieben und dazu noch täglich Unmengen von schwangerschaftsunterstützenden Tabletten zu nehmen.

Ich wollte nur noch weit weg. Abstand bekommen vom Babythema und mich auch mal wieder mehr um mich und unsere Beziehung kümmern. Die zugegebenermaßen in den letzten Monaten ziemlich gelitten hatte. Martin und ich, wir lebten immer mehr nebeneinander her. Der ewige »Jetzt-muss-es-aber-klappen«-Druck hatte unsere Partnerschaft verändert. Sie war ernsthafter geworden. Die Leichtigkeit fehlte.

Ich war daher froh, dass Martin sofort den nächstmöglichen Flug auf die Malediven buchte, als er erfuhr, dass ich wieder nicht schwanger war. Der lange Flug war ja nun kein Problem mehr. Und eine einsame Insel im Indischen Ozean genau das Richtige, um sich endlich mal wieder als verliebtes Paar zu fühlen – und nicht als Frau und Mann, die seit über einem Jahr verzweifelt versuchen, ein Kind zu bekommen. Ich wollte Ablenkung. Spontanen, wilden Sex, ohne dabei meinen Eisprungkalender im Kopf zu haben. Und endlich unsere Flitterwochen nachholen.

»An was denkst du gerade?«

Martin und ich laufen am Strand zurück zu unserem Wasserbungalow. Über uns ein strahlend heller Sternenhimmel, wie man ihn nur auf Inseln sieht. Es ist warm. Die Luft hat bestimmt noch 28 Grad.

»Ich überlege gerade, wann wir zwei das letzte Mal so einen romantischen Abend hatten«, sage ich.

»Ab jetzt jeden Tag. Ich glaube, ich habe dir schon viel zu lange nicht mehr gesagt, wie sexy du aussiehst.« Martin bleibt stehen und zieht mich an sich.

Stimmt, denke ich. Es ist noch nicht lange her, da hast du mir gesagt, dass ich ungefähr so sexy wie ein Walross bin und mal ganz genau in den Spiegel schauen soll. Das zum Thema Romantik.

Genau zwei Jahre, sechs Monate und 25 Tage dauert es im Schnitt, bis die Romantik in einer Ehe nachlässt. Habe ich auf dem Flug in einer Zeitschrift gelesen. Dann lassen 70 Prozent der Männer ihre gebrauchten Socken auf dem Boden liegen, und jede zweite Frau läuft zu Hause nur noch im Jogginganzug rum.

Okay, dass mit den Socken stimmt, aber im Jogginganzug laufe ich nie rum. Vielleicht sind wir doch nicht so durchschnittlich.

»Iiih, was ist das denn?«, schreie ich.

Ich habe das Gefühl, dass mir gerade etwas Nasses, Feuchtes, Unangenehmes direkt über den Fuß gekrabbelt ist.

Martin leuchtet mit der Taschenlampe nach unten, und wir sehen eine Herde Krabben den Sand entlangflitzen.

»Komm, ich nehm dich huckepack.«

Martin bückt sich, und ich klettere auf seinen Rücken. Unter meinem lauten Gekicher schleppt er meine 70 Kilo über den Strand zurück zu unserem Wasserbungalow. Schon lange hatten wir nicht mehr so viel Spaß zusammen. Wir fallen sofort ins Bett. Und während das Meer draußen vor sich hin plätschert, schlafen wir später eng umschlungen ein.

Mitten in der Nacht weckt uns das Geräusch von Wellen, die dumpf an die Pfähle unseres Hauses schlagen.

»Was ist denn hier los?«, brummt Martin. »Wie soll man denn bei diesem Lärm schlafen?«

Er steht auf und geht auf die Terrasse.

Ich drehe mich um und ziehe mir die Bettdecke über den Kopf.

Durch die ich immer noch Martins Geschimpfe höre. Wenn er sich in etwas reinsteigert, dann richtig.

»Jetzt komm wieder ins Bett«, sage ich und schaue genervt auf die Uhr: 4.28 Uhr. Ich bin todmüde und will nur weiterschlafen.

»Gleich morgen früh beschwere ich mich«, höre ich Martin weiternörgeln.

»Bei wem willst du dich denn beschweren? Beim Meeresgott Poseidon vielleicht? Martin, das ist die Brandung! Die kann keiner abstellen.« Langsam werde ich sauer. Wütend schlüpft Martin wieder unter die Bettdecke. »So eine Unverschämtheit! Hier bleiben wir nicht ...«, ist das Letzte, was ich von ihm höre. Dann schlafe ich wieder ein.

Am nächsten Morgen hat sich das Meer wieder beruhigt. Wir hören nichts. Keine Wellen, keine Brandung. Stille.

Kein Wunder, denn das Meer ist weg.

»Was ist denn hier passiert?« Martin sieht mich ungläubig

an. »Waren wir nicht gestern noch auf den Malediven? Oder hab ich das geträumt? Und jetzt sieht's hier aus wie an der Nordsee!«

Martin lässt sich in den Liegestuhl auf der Terrasse fallen und starrt aufs Meer. Oder auf das, was davon übrig ist.

»Sieht nach Ebbe aus«, sage ich und muss lachen.

»Verdammt! Da buche ich schon die teuerste Kategorie, einen Bungalow direkt im Meer. Und dann lassen sie das Wasser ab.«

Martin schaut auf die Pfahlbauten neben uns, die ebenfalls wie traurige Störche in der Landschaft stehen.

Später beim Frühstück erzählt uns eine Schweizerin, dass alle Inseln der Malediven zwei Seiten haben: Eine raue, auf der unser Wasserbungalow steht und die den Gezeiten ausgesetzt ist, und eine ruhige, auf der die Lagune mit Korallenriff liegt. Zielsicher hat Martin die falsche Seite gebucht.

Ausnahmsweise beschwert er sich diesmal höchstpersönlich beim Hotelmanager. Was sonst nicht seine Art ist. Denn meist schickt er mich vor. Mit der Bemerkung, ich würde das Problem doch viel charmanter und diplomatischer lösen als er. Was ja auch stimmt.

Wir haben Glück. Eine Strandvilla auf der anderen Seite der Insel ist noch frei, und wir können sofort umziehen. Schnell packen wir unsere Sachen zusammen und ziehen um.

Bevor wir an den Strand gehen, erkunden wir erst mal die Insel. Insgesamt eine Sache von zehn Minuten. Denn dann hat man sie einmal zu Fuß umrundet. Es gibt drei verschiedene Restaurants, zwei Bars, ein Spa, ein Fitnessstudio, eine Surfschule und einen Souvenirshop. Was braucht man auch mehr? Die Insel ist schließlich ein Hideaway für verliebte Honeymooner. Besonders hoch scheint die Heiratsrate unter Chinesen zu sein. Denn die ganze Insel ist von ihnen bevölkert. Neben dem Schweizer Paar und zwei Franzosen scheinen wir hier die einzigen Europäer zu sein.

Wir nehmen unsere Tauchbrillen und Schnorchel und gehen schwimmen. Auf der richtigen Seite der Insel, der Lagune mit dem Korallenriff. Auch hier ist das Wasser immer noch sehr niedrig, und man muss aufpassen, dass man beim Schwimmen mit dem Bauch nicht wie ein gestrandeter Tanker auf dem Sand aufsetzt.

Ich komme mir vor, als wäre ich in ein Aquarium gehüpft. Tausende bunter Fische schwimmen neben, unter und über mir. Einige sehen aus wie *Nemo*, der Clownfisch aus dem Disneyfilm. Ein besonders frecher knabbert sogar das Bändchen meiner Bikinihose an. Ein Stück weiter draußen sehen wir Papageifische, Mantarochen und sogar Babyhaie. Wir sind so fasziniert, dass wir erst Stunden später aus dem warmen Wasser steigen.

Den Rest des Tages verbringen wir auf den dick gepolsterten Sonnenliegen mit einem Buch in der einen und einem tropischen Drink in der anderen Hand. Bis sich eine Wolke in unser Paradies schiebt.

Ich merke es zuerst. Was auch daran liegen kann, dass Martin auf seiner Liege eingeschlafen ist. Na ja, war ja auch eine kurze und aufregende Nacht für ihn gewesen.

Der Regen kommt so schnell und heftig, als hätte jemand eine Wasserfalldusche angestellt. Wir sind bereits patschnass, als wir im Laufschritt unsere kleine Strandvilla erreichen. Und plötzlich ist mir kalt. Verdammt kalt. Eine warme Badewanne wäre jetzt schön. Aber die ist draußen im Regen, denn unser Badezimmer ist nur zur Hälfte überdacht. Cooles Design, aber nur wenn die Sonne scheint.

Ich bestelle mir über den Room Service einen heißen Tee. Martin trinkt einen Whiskey. Sein Allheilmittel zur Immunstärkung.

Am Abend gehen wir essen. Drinnen. Denn draußen schüttet es immer noch. Wir können wählen zwischen einem asiatischen, mediterranen und internationalen Restaurant. Aber eigentlich gibt es in allen das Gleiche.

Als wir das Restaurant betreten, bin ich innerhalb von Sekunden schockgefrostet. Himmel, ist das kalt hier. Ich habe nie verstanden, warum so viele Restaurants auf Eiszeittemperatur runtergekühlt sind. Na ja, zumindest bleibt der Fisch frisch, wenn man in einem Tiefkühlfach sitzt.

Ich ziehe meine Strickjacke an und wickle mir ein Tuch um den Hals. Wahrscheinlich bin ich die erste Frau auf den Malediven, die wie ein Eskimo verkleidet beim Dinner sitzt. Hätte ich das gewusst, hätte ich meine Daunenjacke eingepackt.

Als wir zwei Stunden später zurückgehen, regnet es immer noch. Innerhalb von Minuten sind wir wieder bis auf die Haut durchnässt.

Die ersten Anzeichen spüre ich schon, bevor wir unsere Strandvilla erreichen. Ein Gefühl, als hätte jemand in mir vergessen den Wasserhahn abzustellen. Dazu diese typischen Schmerzen im Unterbauch. Das darf doch nicht wahr sein! Ich bekomme eine Blasenentzündung. Nicht jetzt! Nicht hier! Sofort lege ich mich ins Bett, wickle mich in sämtliche Decken ein und trinke innerhalb von fünf Minuten eine große Flasche

Wasser. Die einzige Chance, diese verflixte Entzündung so schnell wie möglich wegzubekommen.

»Kann ich irgendwas für dich tun?«, fragt Martin.

»Vielleicht kannst du in der Hotelbar mal nachfragen, ob sie Cranberrysaft haben? Der soll helfen.«

»Kein Problem. Bin sofort wieder da.«

Es ist wirklich seltsam. Jetzt sind wir extra hier hergekommen, um unser Sexleben mal wieder so richtig durchzulüften und durch die Hitze die Leidenschaft zu befeuern. Stattdessen haben wir Dauerregen und ich eine Blasenentzündung.

»Stell dir vor, was mir der Schweizer erzählt hat, den ich gerade an der Bar getroffen habe.« Martin kommt zur Tür rein. Mit einer Flasche Rotwein in der Hand.

»Dieser Regen hier, das ist der Südwestmonsun. Der ist typisch für die Jahreszeit.«

»Aha, typisch. Na, super!«, sage ich. »Da hast du dich ja vorher richtig schlaugemacht.«

»Jetzt verstehe ich auch, warum das Nebensaisonpreise waren«, sagt Martin.

Ich fasse es nicht. Da fliege ich mit meinem Mann einmal im Leben auf die Malediven, und dann haben wir hier ein Wetter wie in den Schottischen Highlands.

»Und was ist mit dem Cranberrysaft?«, frage ich.

»Hatten sie nicht, sorry. Aber dafür eine wirklich gute Flasche Rotwein. Trauben sind Trauben. Hilft bestimmt auch.« Martin grinst.

Na ja, besser als nichts. Hilft wenigstens einzuschlafen, denke ich mir und greife nach dem Glas, das er mir reicht.

»Okay, und was machen wir jetzt?« Martin sieht mich erwartungsvoll an.

Ich schaue auf meine Uhr. 22.30 Uhr.

Meine Güte, jetzt geht das wieder los. Wie verständnisvoll von ihm! Da liege ich schwer krank mit Schmerzen im Bett, und mein Mann erwartet eine Late-Night-Show.

»Also ich für meinen Teil, gehe jetzt schlafen«, sage ich.

»Wie? Jetzt schon? Es ist doch noch viel zu früh!« Martin sieht mich überrascht an.

»Es ist halb elf. Ich finde, eine durchaus angemessene Zeit, schlafen zu gehen. Und außerdem geht's mir nicht gut.«

Ich bin gereizt. Martin könnte ruhig ein bisschen mehr Mitgefühl zeigen.

»Hmm, ist es okay für dich, wenn ich noch ein bisschen joggen gehe?«

»Bei dem Wetter? Bist du wahnsinnig?«

Mein Mann verfügt schon immer über ein paar merkwürdige Eigenarten.

»Ich gehe aufs Laufband im Fitnessstudio«, sagt Martin.

»Meinetwegen.«

Was soll ich auch sonst sagen? Bleib lieber bei mir und erzähle mir eine Gutenachtgeschichte, bis ich eingeschlafen bin? Obwohl ich das zugegebenermaßen die schönere und romantischere Variante fände. Warum haben Männer eigentlich diesen total übertriebenen Sporttick? Da wird gejoggt, Gewichte gestemmt und Spinning gemacht, als trainierten sie alle für den nächsten Ironman. Ach, ich werde Männer nie verstehen.

Es ist noch stockdunkel, als uns laute Geräusche wecken. Ein Schiffsmotor heult auf, wir hören aufgeregte Stimmen. Helles Licht flackert durch die Jalousien.

Schlaftrunken steht Martin auf und öffnet die Terrassentür.

»Carla, schau dir das an! Das gibt's doch nicht.«

Müde und widerwillig steige ich aus dem Bett.

Wir sehen taghelles Flutlicht und zwei Frachtschiffe, die mit großen Containern beladen werden.

»Was machen die da mitten in der Nacht?«, frage ich.

»Keine Ahnung, aber es sieht so aus, als würden die Müll verladen.«

Martin schließt die Tür, und wir legen uns wieder ins Bett. Ich habe immer noch Schmerzen und will einfach nur schnell wieder einschlafen. Was sich als schwierig herausstellt. Denn der Lärm hört nicht auf. Diesmal bin ich es, die ausflippt. Ich rufe bei der Rezeption an.

»*Sorry Ma'am*, können Sie morgen früh anrufen? Ich bin nur der Nachtportier.«

Wütend knalle ich den Hörer auf. Verdammt, wir sind hier auf den Malediven! Da träumt man doch nicht von einem Zimmer am Rand eines Industriegebiets!

Am nächsten Morgen scheint wieder die Sonne. Martin geht zum Strand. Ich zum Inselarzt. Leider fühle ich mich immer noch nicht besser. Er untersucht mich und gibt mir Antibiotika.

Auf einmal höre ich laute Stimmen. Ist das nicht mein Mann, der da gerade flucht »So ein Mist«?

Martin humpelt auf einem Bein in die Praxis. Er ist leichenblass und wird von zwei Männern gestützt. Vom Tauchlehrer und dem Schweizer. Die beiden Männer hieven ihn auf die Liege in der Ecke der Praxis.

Der Arzt untersucht sofort Martins Fuß, der mittlerweile stark geschwollen ist.

»Sie sind auf einen Skorpionfisch getreten«, sagt er auf Englisch. »Seine Stacheln sind äußerst giftig. Aber normalerweise ist das nicht tödlich.«

Nicht tööödlich? Panik steigt in mir auf.

»Jetzt unternehmen Sie doch was«, schreie ich den armen Arzt an. »Wo ist das nächste Krankenhaus?«

»Beruhigen Sie sich, Ma'am. Wir müssen die Wunde erst mal auswaschen und desinfizieren. Dann spritze ich Ihrem Mann ein Gegengift. Keine Angst, er ist nicht der Erste hier, der in einen Skorpionfisch tritt. Sollte sich sein Zustand wirklich dramatisch verschlechtern, bringen wir ihn in die Klinik nach Malé.«

Wir sitzen im Wasserflugzeug, das uns zurück zum Flughafen bringt. Die Sonne kommt raus. Was für ein Urlaub. Zum Glück ging es Martin nach zwei Tagen wieder besser. Wobei ich einen Moment wirklich Angst hatte, dass er das Ganze nicht überlebt. Die erste Nacht war fürchterlich. Martin schwitzte so stark, dass ich ihm im Zehn-Minuten-Takt feuchte Kompressen machen musste. Dazu meine Blasenentzündung, die leider den ganzen Urlaub anhielt. Und dann noch der Umzug plus Dauerregen.

Romantischer Liebesurlaub im tropischen Paradies? Fehlanzeige. Ehrlich gesagt, hatte ich mir den irgendwie anders vorgestellt. Und trotzdem war's schön. Wir hatten mal wieder Zeit für uns, sind uns nähergekommen und haben gemerkt, dass eben alles im Leben zwei Seiten hat. Selbst die Malediven.

Die Wunderpille

Ob die Tablette denn überhaupt noch wirkt? Ist nicht längst schon das Haltbarkeitsdatum abgelaufen?

Ich versuche, einen Aufdruck zu finden. Vergeblich. Das Wunderding ist zwar original verpackt, oben transparentes Plastik, unten Alu. Aber Stefan hat es offensichtlich aus einer größeren Packung geschnitten. Es ist kein Datum zu sehen.

Ich rätsle, wann er mir die Viagra-Tablette geschenkt hat. War es an meinem letzten Geburtstag oder bereits das Jahr davor?

»Falls mal alle Stricke reißen«, hat er gesagt.

Bis jetzt ist in dieser Beziehung bei mir zum Glück noch kein Strick gerissen. Abgesehen von gelegentlichen Ausreißern nach unten in der Tagesform, bedingt vielleicht durch Stress. Oder sind es doch schon die ersten Alterserscheinungen, die manchmal auf die Lustkurve drücken? Wie auch immer, bis jetzt gab es für mich keine Notwendigkeit, das Geschenk zum Einsatz zu bringen. Andrerseits wäre es doch schade, wenn die babyblaue Pille weiter ganz unten in der Schreibtischschublade vor sich hingammelt und irgendwann mal gar keinen Nutzen mehr bringt. Vermutlich bin ich sowieso einer der letzten Männer Deutschlands, die Viagra und Co. noch nicht getestet haben.

Im Internet gibt es zu jedem Thema Diskussionsforen, in denen sich die Leute austoben. Auch Tausende Erfahrungsberichte über Viagra. Ich finde ein paar Einträge über das Ablaufdatum. Demnach ist die Wunderpille noch Jahre darüber hinaus haltbar. Und wirksam.

Vielleicht kein Zufall, dass mir Stefans Geschenk, das ich schon vergessen hatte, gerade heute wieder in die Hände fällt. Ist es ein Wink des Schicksals, dass ich damit meinem Liebesleben mit Carla einen zusätzlichen Kick geben soll?

Eigentlich dachte ich, dass die Reise auf die Malediven unsere Körperlichkeit wieder entkrampfen und intensivieren würde. Zudem hoffte ich, mein Gehirn dort von der zwanghaften und destruktiven Koppelung Sex = Babymache etwas freispülen zu können. Aber Carla bekam eine schlimme Blasenentzündung. Und schon der Gedanke an Sex tat ihr weh. Unsere Lockerungsübungen entfielen.

Aber auch danach schafften wir es bisher leider nicht, die Distanz zwischen uns abzubauen. Distanz, das Wort hört sich wohl zu dramatisch an. Denn die ersten Tage auf den Malediven waren wirklich traumhaft. Wir verstanden uns nach wie vor bestens, stritten selten. Wenn, dann ging es um Alltagskleinigkeiten. Die nötigen Reibereien eben, um eine Partnerschaft im Gleichgewicht zu halten.

Aber es scheint im Moment oft eine Art Plexiglasscheibe zwischen uns zu sein. Wir sehen uns, nehmen uns wahr, aber unsere Kommunikation erreicht den anderen nicht wirklich. Ich bin etwas ratlos, woran das liegen mag.

Carla wirft mir vor, dass ich die Planung, wie es mit der Erfüllung des Kinderwunsches weitergehen soll und welche unterstützenden Maßnahmen wir in Erwägung ziehen, ganz allein ihr überlasse. Und damit auch die Verantwortung. Sie hält meine etwas lässigere Art, an das Thema ranzugehen, für männliche Bequemlichkeit, gemischt mit Desinteresse. Aber das stimmt nicht! Wenn ich wüsste, dass man durchs Reden Kinder kriegen könnte, würde ich das 24 Stunden lang am Tag nonstop mit Carla tun. Sofort, gar keine Frage.

Es ist nicht so, dass ich keinen persönlichen Masterplan hätte. Im Gegenteil, ich habe einen radikalen Zweistufenplan:

1. Wir versuchen noch drei Monate lang, auf ganz natürlichem Weg ein Kind zu bekommen. Im Gegensatz zu Carla habe ich die Hoffnung nicht ganz aufgegeben, dass das noch klappen könnte. Manche mögen es für Küchenpsychologie halten, aber es gibt Positivbeispiele von Paaren, die nach einem KiWu-Marathon genau dann erfolgreich waren, wenn sie innerlich losließen und den Überdruck rausnahmen. Gemäß dem Motto: Was du unbedingt willst, das kriegst du nicht. Ich möchte mit Carla das Nachwuchsthema wieder gelassener angehen. Einen Versuch ist das wert, finde ich.

2. Sollte das nicht funktionieren, überspringen wir alle Zwischenstufen und konzentrieren uns sofort auf In-vitro. Diese Art der künstlichen Nachhilfe wird von Carlas Krankenkasse nur noch unterstützt, bis sie 40 ist. Und die Erfolgschancen sind damit am höchsten. Denn auch wenn Doktor Faber damals die Fakten sehr unsensibel präsentiert hat: Wir dürfen uns da nichts vormachen. Die ersten Jahre unserer Partnerschaft haben wir, was den Kinderwunsch angeht, ziemlich fahrlässig vertrödelt. Warum auch immer. Im Alter von 35 Jahren war Carla immerhin noch halb so fruchtbar wie eine Frau mit 25 Jahren. Schon das ist kein Traumwert. Aber nun geht es Jahr für Jahr weiter exponenziell abwärts.

Mag sein, dass es wieder männliches Zweckdenken ist: Aber wenn ich schon die Möglichkeiten der modernen Medizin nutze, dann doch am besten gleich mit der chancenreichsten Methode. Warum also weiter Kompromisse wie Inseminationen machen?

Aber mit meinem Masterplan dringe ich nicht zu Carla durch. Sie hat wohl für sich längst schon eine eigene Entscheidung über Zukunftsmaßnahmen getroffen, über die sie aber wiederum nicht offen mit mir spricht. Ein Minenfeld. Denn Ansätze von Diskussionen darüber enden nicht selten in einem resignativen »Ich-bin-doch-eh-schon-zu-alt« von Carla. Sie wird erkennbar mutloser. Und mir gehen langsam die Argumente aus, mit denen ich sie wieder aufbauen könnte. Ganz abgesehen davon, dass solche »technischen« Gespräche nicht dazu beitragen, mehr Lockerheit in unsere Zukunftsplanung zu bringen.

»Amore«, sagt Carla in einer Mischung aus Erstaunen und Sorge. Ich liege schweißnass und erschöpft neben ihr. »Was ist heute los mit dir? Bist du zu den Leistungssportlern gewechselt? Ich dachte schon, du kriegst einen Herzinfarkt!«

Diese Sorge hatte ich auch, dabei bin ich einigermaßen trainiert. Als die Wunderpille 1998 auf den Markt kam, gab es Berichte in Boulevardzeitungen, dass einige betagte Herren durch Selbstüberschätzung den plötzlichen Liebestod gestorben seien. Ich hielt das für Unfug. Denn im Vergleich zu Sportarten wie Bodenturnen oder Kickboxen sind die Bewegungen beim »Liebemachen«, wie es die Franzosen elegant umschreiben, doch eher im Mikrobereich. Auch mit Viagra. Kann man dabei kollabieren?

Ja, man kann. Nun habe ich eine Ahnung davon. Die stark erweiterten Möglichkeiten beim V-Einsatz, was die Intensität und Länge der Aktivitäten betrifft, können wohl physisch wirklich in Grenzbereiche führen.

Carla kuschelt sich an mich. »Mein Löwe«, sagt sie.

Es könnte eine Szene aus einem Werbespot für Viagra sein. Endlich mal ein Produkt, das hält, was es verspricht. Selbst nach langer Lagerzeit.

»Die Tablette reicht locker für zwei Einsätze«, hatte mir Stefan damals erklärt. »Du kannst sie in der Mitte teilen.«

Da ich mir aber nicht sicher war, ob die Wirkung durch die lange Lagerung nicht schon eingeschränkt ist, wollte ich auf Nummer sicher gehen. Und schluckte das ganze Ding.

Was passierte? Überhaupt nichts. Und das fast eine Stunde lang. Doch dann setzte urplötzlich das Gefühl ein, dass meine Körpertemperatur steigt. Mir wurde heißer und heißer. So eine innere Hitze hatte ich zum letzten Mal auf den Malediven, als mich ein Skorpionfisch beinahe ins Jenseits beförderte. Im Gegensatz zu damals fühlte ich mich aber trotz des fieberartigen Zustands fantastisch und voller Energie.

Als ich Carla dann verführerisch ins Ohr flüsterte: »Lass uns ins Bett gehen, jetzt sofort«, klang meine Stimme so nasal wie nach einer Stunde Kraulen im Hallenbad. Wohl auch eine Nebenwirkung.

»Bist du erkältet?«, fragte Carla besorgt. Der Doktor in ihr kam sofort wieder zum Vorschein, und sie hielt mir die Hand an die Stirn, um meine Temperatur zu fühlen.

»Du fühlst dich auch ganz heiß an«, sagte sie besorgt.

»Mir geht's gut, ich bin nur heiß auf dich«, sagte ich.

Und das stimmte mehr denn je.

Ich gucke an mir nach unten. Dort herrscht immer noch deutlich erkennbare Einsatzbereitschaft. Wann lässt das wieder nach? Nach Stunden? Nach Tagen?

»Zu Risiken und Nebenwirkungen fragen Sie Ihren Arzt oder Apotheker.« An diesen allseits bekannten Satz muss ich nun denken.

Mein Körper ist immer noch bis in die letzten Körperspitzen so gut durchblutet, als hätte ich zwei Stunden in der Sauna verbracht und mich dann im Schnee gewälzt.

Als ich Carla ins Bett lockte, war bei mir noch alles im Normalzustand. Doch bei ihrer ersten Berührung richtete sich etwas auf, das nicht wie sonst eher einem Zelt glich, das für eine Nacht errichtet ist. Nein, es baute sich ein Betonturm auf. Vom Gefühl her so solide, als sei er für die Ewigkeit gebaut.

Und diese Ewigkeit dauert jetzt bereits über zwei Stunden an. Hätte ich doch besser nur eine halbe Tablette nehmen sollen? Meine Befürchtung ist, dass Carla Verdacht schöpfen könnte, weil der Unterschied zum Normalbetrieb doch zu groß ist. Denn, das sei gestanden, ich habe sie nicht in mein Experiment eingeweiht. Ich dachte zwar länger darüber nach, ob es ein Vertrauensbruch ist, ihr nichts davon zu sagen. Aber letztlich entschied ich mich dafür, mich mit diesem ersten und zugleich auch letzten Test ihr gegenüber nicht zu outen. Sie würde es sicher nicht so toll finden, Testobjekt in einem Versuchsprogramm zu sein. Und auch grundsätzlich bin ich der Meinung, dass man selbst mit seiner Ehefrau nicht jedes Detail seines Intimlebens und seiner Körperhygiene teilen muss. Mag sein, dass ich da etwas konservativ bin. Doch ich gehöre zu den Männern, die für bestimmte Aktivitäten das Bad exklusiv für sich beanspruchen.

Zudem könnte der Einsatz als V-Mann bei Carla einige Fragen mit hochexplosivem Zündstoff provozieren. Zum Beispiel: »Früher ging es doch auch ohne, brauchst du das jetzt etwa? Findest du mich etwa nicht mehr sexy?« Es lauert die Gefahr, dass Carla mein Experiment auf irgendwelche Defizite an ihrer Wirkung auf mich beziehen könnte.

Zudem wusste ich ja vor dem Viagra-Einsatz auch noch nicht, dass dieses winzige Tablettchen einen so verräterischen Bohrturm zur Folge hat.

»Alles okay bei dir?«, fragt Carla nochmals.

»Ja, doch, bestens«, sage ich. Mein Körper glüht immer noch wie ein Backofen. Und ich fürchte, meine Ohren sind rot wie Cocktailtomaten.

»War besonders schön heute«, sagt sie. »So intensiv.«

Ich merke, dass sie sich über unser Leidenschaftsrevival freut. Was mir ein megaschlechtes Gewissen verpasst. Der Test kann leicht nach hinten losgehen. Was passiert das nächste Mal, wenn ich wieder ohne Unterstützung aktiv bin – wird sie dann nicht enttäuscht sein?

Sechs Wochen sind seit meinem Viagra-Debüt vergangen. Carla ist mit Marie im Kino, ich dagegen stehe mit dem schärfsten Steakmesser zu Hause in unserer Küche. Auf dem Holzbrettchen vor mir versuche ich, Viagra-Tabletten in der Mitte zu teilen. Was gar nicht so einfach ist, denn es gibt leider keine Sollbruchstellen. Eine der Pillen ist komplett zerbröselt. Von einer anderen fiel die abgesäbelte Hälfte auf den Boden und verabschiedete sich auf Nimmerwiedersehen unter dem Kühlschrank. Und wenn man die Dinger nicht genau in der Mitte erwischt, hat man ein winziges und ein übergroßes

Stück, was auch nicht ideal ist. Ich habe im Internet entdeckt, dass es inzwischen spezielle Viagra-Pillenschneider gibt. Das macht Sinn.

Eine schöne Geschenkidee, wenn mich meine Mutter mal wieder fragt: »Mein Sohn, was wünschst du dir denn zu Weihnachten?«

»Einen Viagra-Pillenschneider.«

Ich muss lachen. Von außen betrachtet, gebe ich wohl ein groteskes Bild ab. Denn die halben Tabletten verpacke ich nun einzeln in Alufolie und stecke sie zur Tarnung in eine leere Streichholzschachtel. Ich komme mir vor wie ein Kokaindealer bei der Heimarbeit, denn den übrig gebliebenen Viagra-Staub wische ich zu Häufchen, die ich dann mit dem Mund aufsauge. Nur nichts vergeuden von dem sündteuren Stoff.

Ich bin in die Falle geraten, die ich selbst aufgestellt habe. Denn ich muss gestehen, es ist bereits die zweite Packung, die ich soeben einsatzfertig gemacht habe. Bereits drei Tage nach meinem ersten Viagra-Test, besorgte ich mir eine Zwölfer-Packung. Was nicht ganz unkompliziert ist, denn man braucht dafür ein Rezept. Aber mein Urologe, der damals meinen Spermien eine gute Note attestiert hatte und zu dem ich wieder ging, stellte zum Glück keine unangenehmen Fragen.

Wenn ich mich selbst frage, warum ich zum Viagra-Süchtigen wurde, ertappe ich mich bei Ausreden, die ich gut von rauchenden Freunden kenne: »Glaub mir, ich könnte jederzeit damit aufhören. Ich bin nicht abhängig davon, wirklich! Ich tue es nur zum Genuss.«

Tatsache ist, dass der Genuss mit den Tablettchen länger anhält, er streckt sich in Richtung Open End. Man fühlt sich wie ein Artist auf dem Hochtrapez, unter dem ein sicheres Netz gespannt ist. Ein totaler Absturz? Unmöglich.

Es hört sich wohl an wie eine Werbung für die Pharmaindustrie, aber die blauen Winzlinge sorgen für goldene Zeiten. Die gelegentliche Unterstützung tut unserer Partnerschaft also letztlich gut. Der Startschuss für mehr Sinnlichkeit und mehr Leichtigkeit ist gefallen – auch dank Stefans Geschenk –, wir sind wieder viel aktiver, unabhängig von Temperaturkurven und Eisprungkalendern. Und auch der Humor macht nicht mehr vor der Schlafzimmerschwelle Halt.

»Wirklich ein einzigartiges Panorama«, sagt mein Vater.

Wir sitzen auf dem Gipfel des Hausbergs meiner Heimatstadt. Einmal im Jahr steige ich mit meinem Vater hier herauf auf über 2000 Meter. Früher war immer mein drei Jahre jüngerer Bruder Andreas mit dabei. Doch seit er nach Köln zog, hat er sich aus dieser Tradition ausgeklinkt, die wir seit der Kinderzeit pflegen.

Wie immer hat mein Vater, der für sein Alter erstaunlich fit ist, seinen großen Rucksack mit hochgeschleppt. Aus dem holt er nun eine karierte Picknickdecke, die sicher schon älter ist als ich. Er breitet sie auf dem Gras aus, legt in der Mitte ein Geschirrtuch darauf und packt eine deftige Brotzeit aus: einen halben Laib Bauernbrot, geräucherten Schinken, eine Kaminwurzn, Sennkäse, Speck, zwei hart gekochte Eier. Und natürlich hat er auch unser geliebtes Südtiroler BergnerBräu Weißbier mit nach oben transportiert. Wir wissen beide, dass ein Bier mit jedem Höhenmeter noch besser schmeckt.

»Haben wir gut ausgesucht, wirklich ein herrlicher Tag«, sagt mein Vater sichtlich glücklich.

Man kann mit meinem Vater Situationen genießen, ohne viel zu sagen. Das schätze ich sehr an ihm.

Die späte Nachmittagssonne ist selbst jetzt im Frühherbst noch so kräftig, dass wir im Hemd hier oben sitzen können. Die anderen Wanderer sind bereits alle wieder abgestiegen, wir haben den Gipfel ganz für uns. Auch das hat Tradition, dass wir die Tour entgegen den alpinen Gepflogenheiten so angehen, dass wir hier oben allein sind und später beim Abstieg das Tal gerade noch im letzten Licht erreichen.

»Und«, sagt er, »werd ich jetzt eigentlich noch Großvater?«

Seine Frage kommt völlig überraschend für mich. Bisher haben weder er noch meine Mutter das Thema jemals direkt angesprochen.

»Da musst du den Andreas fragen«, weiche ich aus.

»Ach, dein Bruder«, sagt mein Vater, »da kann ich ewig warten. Das erleb ich nimmermehr. Die Frau, die der Andreas möchte, die muss erst gebacken werden.«

Wir schauen zu, wie die frechen Dohlen bis auf wenige Zentimeter zu uns heranhüpfen, um Brotkrümel zu stibitzen.

»Aber du hast ja eine Frau. Die Carla, die geht nun auch schon auf die vierzig zu, nicht wahr?«

Er ist aber auch beharrlich heute! Wenn er sich mal in ein Thema verbissen hat, dann lässt er nicht mehr locker.

»Ja, nächstes Jahr ist's so weit, da wird sie vierzig«, sage ich.

»Und?«, sagt mein Vater.

»Und was?«

»Klappt es denn nicht bei euch mit dem Nachwuchs?«

Mein Vater spricht die Dinge gerne direkt an.

»Bis jetzt leider nicht«, sage ich.

»Aber versuchen tut ihr es schon?«

»Klar. Carla möchte unbedingt noch Kinder. Na ja, zumindest eines.«

»Und du auch?«

»Schon.«

Mein Vater holt ein Monstrum von Fernglas aus seinem Rucksack. Das allein wiegt wohl schon drei Kilo. Er beobachtet damit ein Rudel Gämsen auf einem Plateau unter uns.

»Die Natur hat ihre eigenen Gesetze, die lässt sich nicht reinreden, die setzt uns Grenzen. Das müssen wir respektieren.«

Eine ungewöhnlich lange Aussage meines Vaters. Zuerst denke ich, sie bezieht sich irgendwie auf die Gämsen. Erst nach ein paar Sekunden wir mir klar, dass er damit unseren Kinderwunsch meint.

In diesem Moment weiß ich, dass Carla und ich ihm besser nicht erzählen, was wir alles unternehmen, um der Natur kräftig auf die Sprünge zu helfen: Zyklusmonitoring, Hormone, Insemination. Nein, mein Vater würde es wohl nicht gut finden, dass wir ein bisschen am Rad des Schicksals drehen. Auch wenn er mir andererseits schon von Kindesbeinen an eingebläut hat, dass jedermann seines Glückes Schmied sei. Wie ich ihn kenne, würde er uns auf keinen Fall moralisch dafür verurteilen, dass wir wirklich alles Mögliche und zum Teil auch das Unmögliche tun, um doch noch späte Eltern zu werden. Sich über andere zu stellen, das entspricht nicht dem Charakter meines Vaters. Auch wenn er selbst ganz klare moralische Prinzipien hat und die auch konsequent lebt.

Ich glaube, letztlich hält sich mein Vater an die Philosophie von Franz Beckenbauer, den er gerne mag. Der soll mal gesagt haben: »Sehen Sie, der Herrgott freut sich über jeden neuen Erdenbürger.«

»Du glaubst also, es hat einen tieferen Sinn, wenn man kein Kind bekommt, obwohl man sich das sehr wünscht?«, frage ich ihn.

»Einen Sinn? Das weiß ich nicht. Aber ich hab auf jeden Fall gelernt, man kann im Leben nichts erzwingen«, sagt er. »Wenn man das akzeptiert, macht es vieles einfacher. Und ich kenne Leute, die sind auch ohne Kinder durchaus glücklich. Glücklicher als so manche Eltern.«

Mein Vater ist ja wirklich ungewöhnlich gesprächig heute.

»Aber ich täte mich schon narrisch freuen, wenn ich doch noch Großvater werde.« Er lacht und klopft mir auf die Schulter. »Das hast du jetzt davon, dass du deinen alten Vater begleitest. Jetzt gibt er dir noch kluge Tipps. Aber du weißt, jeder muss das tun, was er selbst für richtig hält.« Er greift in seinen Rucksack und zieht eine kleine Flasche hervor. »Aber bevor wir wieder runtersteigen, trinken wir noch ein Schnapserl«, sagt er. »Selber gebrannt, vom Höllriegl Toni.«

Die philosophische Lehrstunde ist also vorbei. Aber ich denke, während sich der starke Schnaps meine Speiseröhre abwärts brennt und ich auf die umliegenden Gipfel blicke, die von der untergehenden Sonne langsam in ein mildes Rot getaucht werden, noch länger an seine Worte. Man kann auch ohne Kinder glücklich werden? Gerade von ihm hätte ich diese Aussage nicht erwartet.

»Der Tisch ist schon gedeckt«, sagt Carla, als ich am nächsten Abend von Südtirol zurück nach München komme, »du kannst dich gleich setzen. Ich hab uns zur Feier des Tages Kürbissuppe gemacht, die magst du doch so gerne.«

Carla küsst mich temperamentvoll, irgendwie ist sie besonders gut drauf heute. Was ist los mit ihr? Vielleicht sollte ich öfter mal wegfahren, das tut ihr gut.

Dabei hat die Sache mit dem Tischdecken und Essenmachen bei uns eine lange und nicht ganz unproblematische Geschichte. Denn ich kann und mag nicht kochen. Ich bin zu ungeduldig dafür. Wenn ich essen will, dann möglichst schnell. Ich möchte nicht noch zwei Stunden lang rumbrutzeln müssen.

Einen festlich gedeckten Tisch mit Kerzen und Musik im Hintergrund finde ich zwar grundsätzlich schön. Aber im Gegensatz zu Carla nicht jeden Tag unbedingt lebensnotwendig. Wenn ich am Abend gelegentlich alleine esse, dann lege ich die Wurst samt der Tüte auf den Tisch, ebenso das Brot und bediene mich direkt daraus. Immerhin verwende ich einen Teller, aber der steht auf der Zeitung, die ich dabei lese. Männliches Multitasking.

Würde ich allein leben, dann wäre mein Speiseplan:

Montag: Fertigpizza.
Dienstag: Dosenravioli.
Mittwoch: Miracoli aus der Packung.
Donnerstag: Knorr Fix Asia Curry Pfanne.
Freitag: Fertigpizza.
Samstag: Essen gehen.
Sonntag: Fischstäbchen mit Pfanni-Kartoffelpüree.

In diesem Spektrum bewegen sich meine Kochkünste.

Regelmäßig bekommt Carla eine Krise, weil sie merkt, dass sie unsere Chefköchin ist. Was ihr ja auch Spaß macht. Aber auch Chefkellnerin und Chefspülerin, was ihr wohl weniger

Spaß macht. Auf jeden Fall beschimpft sie mich dann als faulen, halb italienischen Macho und geht in den Hausfrauenstreik.

»Morgen kochst du mal«, nötigt sie mich dann.

Aber auch wenn ich mir richtig Mühe gebe und so fantasievolle Kreationen zaubere wie in der Pfanne gebratene Tiefkühltintenfischringe mit Uncle Ben's Reis, abgeschmeckt mit Thymian und dem Olivenöl mit Orangenaroma, ein Mitbringsel von Freunden, das seit ein paar Jahren von Carla ignoriert bei uns in der Küche steht, kann ich sie nicht überzeugen.

Am nächsten Tag kocht wieder sie.

Arme Carla, es ist eben ein Fluch, wenn man etwas sehr viel besser kann als die anderen.

Carla hat also völlig freiwillig ein gutes Essen zubereitet und den Tisch romantisch gedeckt. Was für ein schöner Empfang. »Zur Feier des Tages«, hat sie gesagt. Was gibt es zu feiern, sie wird doch nicht etwa ...? Wahnsinn, sie wird doch nicht schwanger sein?

Ich setze mich gespannt an meinen Platz. Und sehe *sie*. Auf dem großen Teller vor mir: eine Tablettenhälfte, die mir sehr bekannt vorkommt! Eine halbe Viagra-Tablette.

»Die Vorspeise kannst du schon mal allein zu dir nehmen«, sagt Carla mit Blick darauf.

Ich bin eine halbe Minute lang wirklich sprachlos. Das darf nicht sein. Wie peinlich! Sie hat mein Versteck entdeckt. Ich komme mir vor wie ein kleiner Junge, den seine Mama beim Lügen ertappt hat. Am liebsten würde ich im Boden versinken.

»Stöberst du seit Neuestem in meinen Sachen?«, sage ich schließlich. Gemäß dem Motto: Angriff ist die beste Verteidigung.

»Du weißt doch, in einer Ehe gibt es kein Dein und Mein«, sagt Carla.

Immer noch ist sie überraschend fröhlich. Sind das die letzten Sonnenstrahlen vor dem Gewitter? Sie wird es doch nicht etwa witzig finden, dass ich Viagra nehme? Und das auch noch, ohne es ihr zu sagen.

»Brauchen wir das jetzt immer?«, fragt Carla.

Ich schöpfe Hoffnung. Wenn sie im Plural von uns beiden spricht, scheint doch nicht alles verloren zu sein.

»Tut mir leid, ich hätte dich einweihen sollen«, sage ich reumütig.

»Das wäre sicher nicht verkehrt gewesen«, sagt Carla immer noch milde. »Aber ich kann mir vorstellen, dass das für einen Mann sicher nicht einfach ist. Du hättest mich doch ins Vertrauen ziehen können, wenn du da Probleme hast.«

Carla reagiert völlig anders, als ich das erwartet hatte. Klar, sie kennt auch die Hintergründe nicht.

»Ich habe keine Probleme«, interveniere ich heftig.

»Du musst dich doch nicht dafür schämen, wenn es so ist«, sagt Carla. »Glaub mir, du bist nicht der Einzige. Als ich das letzte Mal in der Apotheke war, stand neben mir ein Mann in deinem Alter. Er ließ alle Damen völlig selbstlos vor und schob dann, als die Apotheke fast leer war, dezent sein Rezept über die Theke. Ich sah aus den Augenwinkeln, dass der Apotheker ihm eine Schachtel Viagra zuschob. Der Mann guckte zur Seite, ob ich auch wirklich nichts mitbekomme. Es war ihm furchtbar unangenehm. Aber wieso denn? Ich bin wirklich die Letzte, die da was dagegen hat. Denn es ist im Prinzip auch nichts anderes, als ich im Moment einsetze, um endlich schwanger zu werden: Chemie.«

»Schön, dass du das so siehst. Aber ich brauche das wirklich nicht unbedingt.«

»Wirklich? Warum nimmst du es dann?«

Ja, warum? Warum fahren Männer gerne einen Ferrari, wo doch ein VW Polo auch überall hinkommt? Ich erzähle Carla die ganze Geschichte. Von dem Geschenk, von der Idee des Selbstversuchs, von der Versuchung, die Dinger öfter einzusetzen.

»Wieder mal eine typische Martin-Logik«, sagt Carla. »Du brauchst kein Viagra, aber du nimmst es. Sorry, aber das ist mir zu hoch.«

»Na ja, es gibt mir einen ... so einen zusätzlichen Kick. Und der hat uns beiden in den letzten Wochen ja offensichtlich gut getan.«

»Du nimmst das Zeug also schon länger?«

»Seit einem Monat, ungefähr.«

»Mein Mann, das unbekannte Wesen.« Carla lächelt.

Und ich bin erleichtert. Es gibt kein Drama, das ist definitiv klar.

»Ein künstlicher Kick. Also ich brauche den nicht. Und auch bei dir wäre mir ein natürlicher Kick viel lieber«, sagt Carla.

Und dann kommt er doch. Der Satz, den ich befürchtet hatte.

»Errege ich dich denn nicht mehr genug?«

»Aber sicher, das weißt du doch.«

»Weiß ich das?«

»Wie hast du die Dinger denn überhaupt gefunden?«, starte ich einen Themenwechsel.

»Im Gegensatz zu dir zünde ich gelegentlich Kerzen an. Und als Marie und Michael gestern hier waren, gab es keine Streichhölzer mehr. Da hab ich in deinem Zimmer nachgesehen.«

»Marie und Michael ... Die wissen das nun auch?«

»Klar, ich hab ihnen deine spezielle Streichholzschachtel natürlich gezeigt. Michael hat sich auch gleich zwei Viagra mitgenommen, das ist doch okay unter Freunden?« Carla sieht mein entsetztes Gesicht. »Hallo, das war nur ein Wiiitz«, sagt sie und lacht. »Glaubst du, ich möchte dich vor meinen Freunden bloßstellen? Das fällt doch letztlich auch auf mich zurück, dass du mich hintergehst.«

»Nett von dir«, sage ich.

»Ja, ich bin viel zu nett, das hast du gar nicht verdient. Aber das ist ein anderes Thema. Willst du denn damit weitermachen? Brauchst du weiterhin diesen Zusatzkick?«

Ich weiß, es gibt darauf jetzt nur eine richtige Antwort.

»Nein, ich brauch das ja nicht unbedingt«, sage ich.

»Dann lass es bitte sein. Ich möchte, dass die Leidenschaft meines Mannes echt ist. Und ich der Grund dafür, dass er in Stimmung kommt. Der exklusive Grund. Wenn das von deiner Seite aus überhaupt noch geht.«

»Es geht«, sage ich. Froh darüber, dass die Aktion für mich so glimpflich verlief.

»Dann ist es ja sicher okay für dich, dass ich die Streichholzschachtel konfisziert habe«, sagt sie. »Aber keine Sorge. Wenn du besonders brav bist, kriegst du ab und zu mal ein Tablettchen, bis die Schachtel leer ist. Wir wollen schließlich nicht, dass sie schlecht werden.«

Genau das war auch der eigentliche Grund für meinen folgenreichen Versuch. Aber das sage ich nicht. Stattdessen: »Wirklich vorzüglich, die Kürbissuppe.«

Carla

Die Schwangerschaft

»Wie alt ist er denn, der Kleine?« Eine ältere Dame bleibt stehen und lächelt ganz verzückt in den Kinderwagen.

»Das ist eine *Sie*«, sage ich. »Sechs Monate ist sie jetzt alt.«

Und schiebe stolz die Decke etwas zur Seite, sodass die Dame Paula ausführlicher bewundern kann.

»Was für ein süßes Kind! Und so schöne große Augen! Ganz die Mama.«

Ich schlucke. Ja, ganz die Mama, denke ich und sage nichts. Schön wär's. Zu schön ist das Gefühl, für einen kurzen, winzigen Moment Mama zu sein. Denn Paula ist nicht mein Kind, sondern Maries.

Ich verabschiede mich und gehe weiter. Schiebe den Kinderwagen an diesem sonnigen Samstagmorgen durch den Englischen Garten und stelle mir vor, wie es wäre, wenn unser Kind darin liegen würde. Mein Yogalehrer erzählte mir mal, dass der schnellste Weg zur Wunscherfüllung der ist, so zu tun, als hätte sich der Wunsch bereits erfüllt. Wenn man sich immer wieder eine bestimmte Situation bildlich vorstellt, realisiert sie sich irgendwann. Die Kraft der Gedanken. Verstärkt wird das Ganze durch Worte, die man immer wiederholt. Wie ein Mantra. Ach, wenn das so einfach wäre.

Leise fange ich an, vor mich hinzumurmeln: »Ich habe ein Baby. Ich habe ein Baby.«

Paula lächelt, als fände sie das auch ein tolles Spiel.

Marie ist beim Friseur. Sie rief mich heute Morgen mit einer Stimme an, an der ich sofort erkannte, dass es sich um einen Notfall handeln muss.

»Carla, Schatz, ich brauch dich. Meine Babysitterin ist ausgefallen. Seit Monaten haben meine Haare keine Farbe mehr gesehen. Du kannst dir gar nicht vorstellen, wie ich aussehe. Wie eine Kanalratte. Da dachte Michael immer, er sei mit einer Blondine zusammen. Und jetzt stellt er fest, dass seine Freundin ein Fake mit maulwurfbraunen Haaren ist. Was meinst du? Könntest du Paula mal für drei Stunden übernehmen?«

»Klar, kein Problem.«

Ich liebe Paula. Ich meine, das Kind der besten Freundin ist immer was ganz Besonderes. Schon als ich Paula das erste Mal sah, hatte ich sofort dieses Verbundenheitsgefühl. Und während der ersten Monate war ich neben Michael der einzige Mensch, dem Marie ihr Kind anvertraute. Paula am Samstag im Kinderwagen für ein paar Stunden durch den Park zu schieben, ist auch für mich mal eine willkommene Abwechslung zu unserem üblichen Stadtbummel.

Wir sind bei Marie und Michael zum Essen eingeladen. Seit Paula auf der Welt ist, treffen wir uns jetzt immer häufiger bei ihnen statt in Restaurants. Dadurch sparen sie sich einen Babysitter, und auch wir profitieren davon: Michael kocht nämlich besser als so mancher Profi.

»Mein Jamie Oliver«, sagt Marie zu ihm. Denn Michael kocht nicht nur so kreativ wie der Engländer, er sieht ihm auch noch extrem ähnlich.

Marie öffnet uns die Tür mit einer schlafenden Paula auf dem Arm.

»Ich bring sie nur schnell ins Bett. Bin gleich bei euch. Michael ist in der Küche.«

Was auch der Duft von gebratenem Fisch und Kräutern verrät.

Maries loftartige Maisonettewohnung liegt mitten in der Stadt. Das Wohnzimmer mit dem offenen Kamin ist nach oben hin offen und zeigt die alten, weiß gestrichenen Holzbalken. Die großen Fenster reichen bis zum Boden und geben einen Blick über die Dächer Münchens frei. Eine Wohnung, in die man sofort einziehen möchte.

Wir setzen uns an den langen Holztisch, an dem mühelos eine zwölfköpfige Familie Platz hätte. Michael kommt aus der Küche, ein Küchenhandtuch um die Taille gebunden. Seine dunkelblonden Haare stehen wild vom Kopf ab.

»Hallo, wie schön, euch zu sehen«, begrüßt er uns.

Marie und ich, wir haben das große Glück, dass sich auch unsere Männer gut verstehen. Was ja nicht selbstverständlich ist. Ich meine, nur weil wir beste Freundinnen sind, müssen es ja nicht auch unsere Männer sein. Doch Martin und Michael teilen die gleichen Interessen – Wein trinken und Ski fahren. Und das ist bei Männern schon mal eine gute Basis für eine Freundschaft.

Es gibt Thunfischsteaks mit frischem Koriander und Basilikum. Dazu einen Vernaccia-Weißwein aus San Gimignano. Martin ist begeistert. Und so gesprächig wie lange nicht mehr. Normalerweise entspricht Martins Kommunikationsdrang dem eines Alm-Öhis. Dort, wo er herkommt, wird nicht viel Aufhebens um Worte gemacht. Man bespricht das Notwendigste.

Alles andere ist unnützes Gerede. Im Laufe der Jahre habe ich mich daran gewöhnt, mit einem großen Schweiger zusammenzuleben. Lieber einer, der wenig redet, aber dafür zu seinen Worten steht, als einer, der viel redet und dann nicht hält, was er verspricht. Auf Martin kann ich mich verlassen. Und das ist es, worauf es für mich in einer Partnerschaft ankommt.

»Erzählt mal, wie ist denn das Leben mit Kind so«, möchte Martin wissen. »Verändert sich viel?«

»Wir haben so ein Glück«, sagt Marie. »Paula ist total unkompliziert und hat von Anfang an durchgeschlafen.«

Marie sieht wirklich blendend aus. Keine dunklen Augenringe als Indiz für zu wenig Schlaf. Und sie ist bereits wieder so schlank wie vor der Geburt. Neu ist, dass sie mehr Weiblichkeit ausstrahlt, was ihr extrem gut steht.

Und sie ist glücklich, das sieht man ihr an. Ich freue mich so für sie. Nach all den Jahren mit unglücklichen Beziehungen, mit falschen Männern, scheint sie endlich angekommen zu sein.

»Na ja, sind die Eltern entspannt, ist es auch das Kind«, sagt Martin.

Und hört sich dabei an wie ein erfahrener Familienvater von drei Kindern.

»Michael ist so stolz«, schwärmt Marie. »Seitdem Paula auf der Welt ist, holt er sogar morgens freiwillig Brötchen. Mit ihr zusammen! Und das wahrscheinlich nur, um sich von verzückten Frauen bewundern zu lassen.«

Michael grinst. »Ja, Kinder und Hunde, damit kommst du sofort ins Gespräch.«

»Und er kann es kaum abwarten, Paula das Skifahren beizubringen«, erzählt Marie.

»Leider wird das aber noch mindestens zwei Jahre dauern«, sagt Michael.

Nach Zitronensorbet und Espresso ziehen sich Martin und Michael auf die Terrasse zurück, um Zigarillos zu rauchen. Ich gehe kurz ins Bad.

»Sag mal, Carla. Hast du schon wieder eine Blasenentzündung oder warum rennst du andauernd aufs Klo?« Marie sieht mich fragend an.

»Zählst du jetzt mit, wie oft ich aufs Klo gehe? Ich habe wahrscheinlich einfach zu viel Wasser getrunken.«

»Carla, Schatz, verstehst du denn nicht? Du rennst wie eine Bekloppte aufs Klo, hast ein Dekolleté wie Pamela Anderson und erzählst mir seit Tagen, wie müde du ständig bist. So fing das Ganze bei mir damals auch an. Du bist schwanger!«

»Ich? Schwanger? Schön wär's! Das wüsste ich aber.«

»So, und was ist dann mit deinem Busen passiert? Hast du auf den Malediven eine Brust-OP machen lassen und mir nichts davon erzählt?«

Okay, mein Busen ist wirklich in den letzten Tagen etwas größer geworden und spannt auch ziemlich. Aber das habe ich auf die Hormone geschoben. Mein armer Körper musste in der letzten Zeit ja einiges mitmachen. Schließlich habe ich monatelang Progesteron genommen, dazu noch die Spritzen während der Insemination. Eine einzige Hormonachterbahnfahrt. Kein Wunder, dass da das eine oder andere Körperteil vielleicht etwas überreagiert. Aber deswegen ist man doch nicht gleich schwanger.

Schnell gehe ich in Gedanken die letzten Wochen durch. Ehrlich gesagt, habe ich den Überblick über meinen Zyklus etwas verloren. Durch die Hormone hat sich alles verschoben.

Und seitdem Martin und ich beschlossen haben, das Kinderthema erst mal für ein paar Monate auf Eis zu legen, habe ich mit der ganzen Eisprungrechnerei aufgehört. Mein Plan ist, das Ganze jetzt noch drei Monate weiter auf natürlichem Weg zu probieren und uns danach vielleicht mit dem Thema IVF zu beschäftigen. An diesen Gedanken versuche ich mich langsam zu gewöhnen und habe mir sogar schon Infomaterial besorgt. Ich denke, Martin hat für uns den gleichen Plan. Auch wenn wir uns darüber in den letzten Wochen nicht so detailliert unterhalten haben. Ich will das Babythema ganz bewusst mal etwas ruhen lassen.

»Warte, ich glaub, ich habe da noch einen alten Schwangerschaftstest«, sagt Marie.

Sie springt auf und geht ins Badezimmer.

»Hier, dann weißt du's sofort. Und ruf mich ja gleich danach an!«

Marie reicht mir eine rosa Packung, die ich schnell in meine Handtasche stecke. Gerade noch rechtzeitig, bevor unsere Männer wieder zurückkommen.

Wir setzen uns wieder an den Tisch. Michael greift nach der Weinflasche, um unsere Gläser nachzufüllen.

»Nein, Carla hat genug«, sagt Marie in einem Ton, der keinen Widerspruch erlaubt. Sie schiebt mein Glas weg von mir.

Martin und Michael gucken erstaunt.

»Na, wie ich Martin kenne«, sagt Marie, »hat er doch bestimmt wieder seine Brille vergessen, und Carla muss fahren, oder?«

Sie gießt mir Wasser ein und zwinkert mir zu.

»Carla, bist du schon da?« Martin wirft seine Jacke auf den Stuhl im Flur. »Stell dir vor, was mir heute passiert ist. Da komme ich in die Redaktion und dann ...«

Er bricht mitten im Satz ab und schaut mich an.

»Was ist denn mit dir los? Du strahlst ja wie ein Honigkuchenpferd!« Martin gibt mir einen Kuss. »Habt ihr endlich den Auftrag für die große Mercedes-Kampagne bekommen?«

Ich schüttle den Kopf. Und hole hinter meinem Rücken den Schwangerschaftstest hervor. Ohne ein Wort zu sagen, halte ich Martin den Test vor die Nase.

»Was ist das?«, fragt er.

Ich sage nichts, sondern schaue ihn nur weiter mit großen Augen an. Wobei ich merke, dass ich mir ein Grinsen nicht mehr lange verkneifen kann. Schließlich scheint auch bei ihm endlich der Groschen gefallen zu sein.

»Nein«, sagt er.

»Doch.«

»Das gibt's doch nicht!«

Martin umarmt mich und hebt mich dabei hoch wie ein kleines Mädchen. Als er mich wieder absetzt, sehe ich, dass er Tränen in den Augen hat.

»Und du bist ganz sicher?«

Er scheint die gute Nachricht genau so wenig glauben zu können wie ich.

»Ich habe heute drei Schwangerschaftstests gemacht. Und alle waren positiv. Ich kann mir nicht vorstellen, dass alle drei danebenliegen, oder?«

Martin lässt sich aufs Sofa fallen, ballt die Faust und jubelt, als hätte sein geliebter FC Bayern gerade die Champions League gewonnen.

»Ja! Ja! Ja! Ich hab doch gewusst, dass es irgendwann mal klappt.«

»Na, das hast du aber gut verborgen. Ehrlich gesagt, habe ich in letzter Zeit nicht mehr damit gerechnet. Ich meine, das gibt's doch nicht! Da versuchen wir seit über einem Jahr mit allen Mitteln ein Kind zu bekommen – und dann klappt es – einfach so.«

Ich lege meinen Kopf auf seine Brust, und er streichelt mir übers Haar. Was für ein einzigartiger Moment. Ich bin glücklich. So glücklich wie noch nie in meinem Leben. Es ist schon merkwürdig. Da malt man sich immer wieder aus, wie es wäre, endlich schwanger zu sein und seinem Mann die gute Nachricht zu überbringen. Und dann kommt alles anders.

Ich meine, wie oft habe ich mir immer wieder diese Situation vorgestellt: Ich bin schwanger und schenke Martin ein großes Glas Essiggurken mit einer Schleife. Oder kleine Babyschühchen. Oder ich verpacke den Schwangerschaftstest als Geschenk. Und dann? Dann werde ich selbst so von der Situation überrollt, dass ich keinen klaren Gedanken mehr fassen kann. Ich will es einfach nur hinausschreien in die Welt. ICH BIN SCHWANGER!

Am nächsten Morgen vereinbare ich sofort einen Termin bei Frau Doktor Steinberger. Zwei Stunden später bin ich in ihrer Praxis.

»Sie hatten recht, Frau Moretti. Sie sind schwanger. In der fünften Woche. Glückwunsch!« Sie lächelt mich an.

»Ja, ich erlebe das immer öfter. Kaum ist der Druck weg, werden viele Frauen schwanger. Ich verschreibe Ihnen jetzt Folsäure, Jod, Magnesium und wieder Progesteron, das Sie bitte weiterhin zweimal täglich nehmen. Und ernähren Sie sich eiweißhaltig. Viel Joghurt und Hüttenkäse.«

Ich bin also wirklich schwanger. Ich kann es immer noch nicht so ganz glauben. Aber das Ultraschallbild in meiner Hand ist der Beweis. Auch wenn man darauf bisher nicht mehr als nur einen kleinen schwarzen Punkt erkennen kann. Vorsichtig stecke ich das Bild in meine Handtasche. Das erste Foto unseres Babys.

»Und? Wie fühlst du dich?«, fragt mich Marie.

Natürlich hatte ich sie sofort angerufen, nachdem ich den Schwangerschaftstest gemacht hatte. Sie war die Erste, die es erfuhr. Schließlich war sie ja auch diejenige gewesen, die vor allen anderen erkannte, dass ich schwanger war. Sogar vor mir selbst.

Seitdem telefonieren wir stündlich. Mit Marie habe ich die beste »Mami-Ratgeberin« aller Zeiten an meiner Seite. Keine Frage, auf die sie nicht eine Antwort hat.

»Ich hab so ein komisches Ziehen im Bauch. Wie Muskelkater. Und könnte den ganzen Tag nur schlafen. Abgesehen davon geht's mir super.«

»Das sind die Mutterbänder«, beruhigt sie mich. »Die dehnen sich aus und ziehen am Anfang ein bisschen, um Platz zu schaffen bei dir im Bauch. Mach dir eine Wärmflasche, aber nicht zu heiß. Das hilft.«

Ich muss lachen. Wer hätte gedacht, dass meine zwei Jahre jüngere Freundin, die immer wie eine kleine Schwester für mich war, mir jemals Tipps für die Schwangerschaft geben würde? Eigentlich war doch immer ich diejenige von uns gewesen, die kluge Ratschläge gab.

Die nächsten Abende und Wochenenden verbringe ich viel auf dem Sofa. Lesend und Tee trinkend. Dazu gibt es Schokoladenkekse. Endlich muss ich kein schlechtes Gewissen mehr haben, wenn ich mir statt drei nun sechs genehmige. Schließlich esse ich für zwei.

Im Internet melde ich mich bei einem Schwangerschafts-Newsletter an, der mich jede Woche darüber informiert, wie sich unser Baby entwickelt und mein Körper sich verändert. Der hat sich glücklicherweise vorerst nur für die positiven Schwangerschaftsmerkmale entschieden. Mein Busen wächst weiter und spannt so extrem, dass ich das Gefühl habe, mein BH platzt jede Sekunde. Selbst Martin ist von seiner neuen Miss Wonderbra sichtlich beeindruckt.

Übelkeit und Heißhungerattacken auf Käsebrot mit Nutella? Fehlanzeige. Nur Pickel habe ich. Meine Haut sieht aus wie Tante Rosas Streuselkuchen. Ansonsten fühle ich mich blendend.

Gestern habe ich mich bereits dabei ertappt, wie ich Kindernamen notiert habe. Charlotte, wie meine Großmutter? Oder lieber Louisa? Und wenn's ein Junge wird: Julian, Paul oder Max? Ich kann mich nicht entscheiden. Aber ich habe ja auch noch Zeit. Acht Monate, um genau zu sein. Und Martin wird sicher auch noch den einen oder anderen Vorschlag beisteuern.

Ich bin jetzt in der siebten Schwangerschaftswoche, und unser Baby hat jetzt ungefähr die Größe einer Walderdbeere. Auf dem Ultraschallbild sieht es wie eine kleine Kaulquappe aus. Eine süße Kaulquappe mit überdimensionalem Kopf und kleinem Schwanz am Rücken. Ein evolutionäres Überbleibsel, das sich aber wieder zurückbildet, wie mir Frau Doktor Steinberger versicherte.

Was für ein Wunder. Da wächst so ein kleiner Mensch in deinem Bauch, wird immer größer, und nur 40 Wochen später hältst du dein eigenes Kind im Arm.

Schon als kleines Mädchen habe ich mir Kinder gewünscht. Was sicher auch daran lag, dass ich meinen Vater früh verloren habe. Ich war zehn Jahre alt, als er an einem Herzinfarkt starb. Seit diesem Tag träumte ich davon, endlich wieder eine komplette Familie zu sein. So eine, wie wir es früher einmal waren. Mit Vater, Mutter, Kind. Dieser Sehnsucht nach familiärem Zusammenhalt und Liebe bin ich mein Leben lang hinterhergelaufen. Dass ich dann doch so lange warten musste, bis sich mein Traum endlich erfüllte, hatte ich mir damals zwar nicht vorgestellt. Aber ich war ja schon immer mit allem etwas später dran im Leben. Und lieber spät ein Baby als überhaupt nicht.

Wenn ich es mir so überlege, finde ich, dass der Zeitpunkt für Martin und mich nicht besser hätte sein können. Gut, ein paar Jahre früher wäre ein Kind auch schön gewesen. Aber ich habe Martin ja auch erst spät in meinem Leben kennengelernt.

Ehrlich gesagt, waren wir beide an einem Punkt angelangt, an dem unser Leben etwas stagniert. So, als hätte jemand die Pausetaste am DVD-Player gedrückt und danach vergessen, wieder auf Play zu drücken. Ich meine, es ist nicht so, dass wir zu zweit nicht glücklich sind. Im Gegenteil. Wir haben tolle Freunde, lieb gewonnene Rituale. Wie unseren Stadtbummel jeden Samstag und unser gemütliches Sonntagsfrühstück. Aber meine Güte, wie lange will man eigentlich in seinem Leben noch durch die Stadt tigern und Dinge konsumieren, die man eigentlich nicht braucht? Gibt es nichts Wichtigeres im Leben? Wir sind, sagen wir mal, etwas erstarrt in unserer Routine. Zwar haben wir viel von der Welt gesehen. Aber ist es nicht tausendmal schöner, die Welt durch Kinderaugen neu zu entdecken? Durch die Augen *unseres* Kindes. Und alles, vor allen Dingen sich selbst, nicht ganz so wichtig zu nehmen.

Das Baby macht unser Glück komplett, und ich kann es kaum abwarten, bis es endlich da ist. Endlich hat sich mein größter Wunsch erfüllt. Und das sogar noch vor meinem 40. Geburtstag, wie ich es mir gewünscht habe. Auch wenn unser Baby bis dahin noch in meinem Bauch sein wird. Na ja, typisch für mich: Wie immer eben alles auf den letzten Drücker.

Es ist Freitagabend. Martin und ich kochen. Ein weiteres Ritual. Der Freitagabend gehört uns. Denn wir sind während der Woche beide beruflich viel unterwegs. Mit Kunden essen, Meetings, die sich bis weit in den Abend hineinziehen. Aber der Freitagabend gehört uns, er ist der Einstand ins gemeinsame Wochenende.

Und meistens auch wieder der Tag, an dem wir Sex haben. Entspannten Sex. Keinen Sex nach Plan, weil ich wieder mal kurz vorm Eisprung stehe, sondern Juchhu-wir-haben-Wochenende-und-Spaß-daran-Sex. Seitdem der Druck weg ist und ich schwanger bin, hat sich auch unsere Beziehung verändert. Die Leichtigkeit, die ich so lange vermisste, ist wieder zurückgekehrt. Ein schönes Gefühl.

Mitten in der Nacht wache ich auf. Mit unerträglichen Schmerzen im Unterleib. Aber noch schlimmer ist die Angst, dass mit unserem Baby etwas nicht stimmt. Ich höre Martin neben mir ruhig atmen. Er schläft tief und fest.

Aua, das tut richtig weh. Ich kann nicht mehr schlafen. Leise stehe ich auf, gehe in die Küche und mache Wasser für eine Wärmflasche heiß. Dabei rede ich mir immer wieder gut zu. Nein: *uns*! Denn ich habe das merkwürdige Gefühl, dass mit dem kleinen Wesen in meinem Bauch gerade irgendetwas nicht stimmt und es meine Unterstützung braucht.

Ich lege mich mit der Wärmflasche auf dem Bauch aufs Sofa und versuche mir einzureden, dass alles gut ist. Wie hatte Marie gesagt? Die Mutterbänder dehnen sich und schaffen Platz im Unterleib. Schmerzen sind da ganz normal.

Leise gehe ich zurück ins Schlafzimmer und schlüpfe unter die warme Bettdecke zu Martin. Ganz eng kuschle ich mich an ihn und merke, wie mein Atem langsam wieder ruhiger wird und ich mich entspanne.

»Bleib bei uns, kleine Erdbeere«, flüstere ich mehrmals, bevor ich wieder einschlafe.

Als ich am nächsten Morgen aufwache, habe ich immer noch Schmerzen. Nicht mehr ganz so schlimm wie in der Nacht, aber schlimm genug, um mir weiterhin Sorgen zu machen. Nach dem Frühstück lege ich mich wieder mit der Wärmflasche aufs Sofa.

Martin versucht, mich zu beruhigen. »Das kommt bestimmt von der Umstellung. Dein Körper muss sich ja erst mal an alles gewöhnen.«

Er ist süß, macht mir einen Tee und nimmt meine Hand.

»Mach dir nicht so viele Sorgen, Carla. Was sagt denn Marie dazu?«

»Sie ist in der Schweiz. Bei ihren Eltern. Ich hab schon versucht, sie zu erreichen, aber ihr Handy ist aus.«

»Und Frau Doktor Steinberger?«

»Heute ist Samstag. Da ist ihre Praxis zu.«

»Ach so, stimmt. Hatte ich vergessen.«

Stille. Eine Weile sagen wir nichts, halten uns nur weiter an den Händen. Jeder hängt seinen eigenen Gedanken nach. Sind es dieselben? Ich traue mich nicht, sie auszusprechen.

»Und wenn ich mal kurz in die Klinik hier um die Ecke fahre? Ich meine, dann bin ich vielleicht etwas beruhigter.« Die Vorstellung, bis Montag zu warten und bis dahin nicht zu wissen, was los ist, ist für mich unerträglich.

»Ja, ist sicher besser. Ich fahre dich«, sagt Martin.

Schweigend sitzen wir im Auto. Ich habe Angst, große Angst. Das sage ich aber Martin nicht. Denn ich habe das Gefühl, durch Worte die schlimme Vorahnung, die ich habe, zu bekräftigen. Und das will ich nicht. Ich will diesen negativen Gedanken nicht in meinem Kopf haben.

Wir fragen uns bis zur gynäkologischen Abteilung durch, melden mich an und setzen uns ins Wartezimmer.

»Frau Moretti?«

Ich folge der Sprechstundenhilfe durch einen langen Gang. Martin bleibt im Wartezimmer sitzen.

»Guten Morgen.«

Eine zierliche Frau schüttelt mir die Hand. »Ich habe gehört, Sie sind schwanger und haben starke Schmerzen?«

Ich nicke.

»In der wievielten Woche sind Sie?«

»In der achten«, antworte ich.

Ich lege mich auf den Behandlungsstuhl, und die Ärztin untersucht mich mit Ultraschall.

Ich merke schon an der Art, wie sie immer wieder konzentriert auf den Monitor starrt und dabei mit dem Ultraschallgerät hin und her fährt, dass etwas nicht stimmt.

»Wann waren Sie das letzte Mal bei Ihrer behandelnden Ärztin, Frau Doktor Steinberger, richtig?«

»Vor einer Woche«, antworte ich.

»Es tut mir leid, aber das sieht nicht gut aus.«

Ich habe es geahnt. Genau vor diesem Satz hatte ich Angst.

»Der Embryo bewegt sich nicht, und ich kann keine Herztöne hören.«

Sie sieht auf den Monitor. »Für die achte Schwangerschaftswoche ist der Embryo viel zu klein.«

Sie schaut mich ernst an. »Da kann ich Ihnen leider gar keine Hoffnung mehr machen. Wir nehmen jetzt noch eine Blutprobe, und dann würde ich Sie bitten, bei meiner Sprechstundenhilfe einen Termin für Montag zu vereinbaren. Zur Ausschabung.«

Ich weiß nicht mehr, wie ich es schaffte, mich anzuziehen und den langen Gang hinunter zu Martin zu gehen.

Als er mich sieht, springt er auf und kommt mir entgegen. Ohne ein Wort zu sagen, nimmt er mich in den Arm. Ich bin wie versteinert.

»Ich habe es verloren. Es ist nicht weiter gewachsen.«

»Meine Carla.« Er hält mich ganz fest.

»Und das ist wirklich ganz sicher?«

Ich nicke.

»Vielleicht solltest du am Montag nochmals zu Frau Dr.

Steinberger gehen. Ich meine, die können sich doch auch irren, oder?«

Ich schüttle den Kopf.

»Nein, Martin, die haben sich nicht geirrt. Ich weiß es. Ich hatte schon letzte Nacht so ein komisches Gefühl.«

»Und jetzt?« Er schaut mich fragend an.

»Am Montag werde ich operiert.«

»Warum, Martin? Warum?«

Ich sitze auf dem Boden in unserem Wohnzimmer und umklammere fest die Wärmflasche, die immer noch lauwarm ist. Tränen laufen mir übers Gesicht.

»Ich weiß es nicht, Amore. Die Natur hat ihre eigenen Gesetze, sagt mein Vater immer.«

Martin setzt sich neben mich auf den Boden und reicht mir ein Taschentuch.

»Wahrscheinlich hat irgendetwas nicht gestimmt, hat sich nicht richtig entwickelt. Und dein Körper hat dann eine Entscheidung getroffen. Vielleicht ist es in diesem Fall ja besser so.« Er nimmt mich in den Arm. »Schau mal, das Wichtigste ist doch, dass es überhaupt geklappt hat. Du kannst schwanger werden. Und wenn es einmal funktioniert hat, dann funktioniert es auch ein zweites Mal.«

»Und wenn es kein zweites Mal gibt, Martin?«

Ich sehe ihn ernst an. »Weißt du eigentlich, was das für ein Wunder war, dass ich überhaupt schwanger geworden bin? Du hast doch gehört, was Doktor Faber gesagt hat. Die Wahrscheinlichkeit, mit Ende 30 noch schwanger zu werden, ist wie ein Bingo-Spiel. Und so ein Glück hat man nur einmal im Leben.«

Mir laufen wieder die Tränen übers Gesicht. Ich verstehe,

dass Martin mich trösten will. Für ihn ist es ja auch schlimm. Er hatte sich genauso auf unser Baby gefreut wie ich. Aber trotzdem ist es für mich etwas anderes. Ich meine, er ist ein Mann. Und ein Mann kennt einfach nicht dieses Gefühl, wie es ist, wenn da gerade ein kleines Leben in dir entsteht. Obwohl ich ja noch gar nichts spürte, hatte ich bereits eine Verbindung zu dem kleinen Untermieter in mir aufgebaut. Auch wenn er gerade erst anfing, sich gemütlich bei mir einzurichten. Und viel zu früh schon wieder ausgezogen ist.

Für den Rest des Tages lege ich mich ins Bett. Ich will allein sein mit meiner Traurigkeit. Nur meinem Tagebuch vertraue ich meine Gedanken an. Und komme mir dabei wieder vor wie mit zehn Jahren, als ich meinen Vater verlor und mir seitenweise meine Trauer von der Seele schrieb.

Am Abend ruft mich Marie an, und ich erzähle ihr alles.

»Ach, Carla, es tut mir so leid. Ich komme sofort.«

»Musst du nicht. Es tut schon gut, einfach nur mit dir zu reden.«

»Michaels Schwester hat mir erzählt, dass jede dritte Frau schon mal eine Fehlgeburt hatte. Sie selbst sogar zwei, die letzte erst in der 18. Woche. Und jetzt hat sie ein süßes Baby.«

»Wirklich? Jede dritte Frau? Das wusste ich nicht. Aber es ist ja auch nicht unbedingt etwas, worüber man spricht. Weißt du, das Schlimme daran ist, dass ich die ganze Zeit darüber nachdenke, ob es an mir lag, dass ich unser Baby verloren habe. Vielleicht hätte ich an Martins Geburtstag keinen Champagner trinken sollen oder hätte mich mehr schonen müssen. Ich hatte in der letzten Zeit so wahnsinnig viel zu tun in der Agentur.«

»Carla, Schatz, das ist wieder mal typisch für dich. Du meinst doch nicht im Ernst, dass dieser Fingerhut an Champagner oder das bisschen Stress der Grund dafür waren, dass du dein Kind verloren hast! Früher haben die Frauen bis zur Geburt auf dem Feld gearbeitet und bekamen trotzdem gesunde Kinder.«

»Hm, meinst du?«

Und zum ersten Mal fühle *ich* mich wie ihre kleine Schwester.

»Ich denke, euer Baby hat sich aus irgendwelchen Gründen nicht weiterentwickelt und wäre wahrscheinlich gar nicht lebensfähig gewesen. Du wirst sehen, du wirst bestimmt ganz schnell wieder schwanger.«

Am nächsten Morgen ist der Himmel grau, und es regnet. Das Wetter hat sich meiner Stimmung angepasst. Ich frage mich, wie um alles in der Welt ich es bis morgen früh aushalten soll, unser totes Baby in mir zu tragen. Der Gedanke ist für mich unerträglich. Auch wenn ich weiß, dass es sich dabei ja eigentlich nur um ein kleines Zellhäufchen handelt. Für mich war es bereits Leben.

Der Tag will und will einfach nicht vergehen. Martin zieht sich zurück und putzt stundenlang Schuhe. Seine Art, mit dem Schmerz umzugehen.

In der Nacht schlafe ich schlecht. Ich träume wild und schwitze wahnsinnig. Martin fährt mich am nächsten Morgen ins Krankenhaus. Er wollte sich freinehmen und bei mir bleiben. Aber ich möchte allein sein.

Martin ist so hilflos. Ich merke, wie sehr er mir helfen möchte, aber nicht so richtig weiß, wie er das tun soll. Wie soll er auch, ich weiß es ja selbst nicht.

Vor der Operation werde ich nochmals ausführlich untersucht. Aber die Ergebnisse sind die gleichen. Der Embryo hatte sich vorerst normal entwickelt, ist dann aber abgestorben.

Ich wache aus der Narkose auf, und das Erste was ich höre, ist Babygeschrei. Habe ich vielleicht doch nur alles geträumt? War es ein Albtraum?

Nein, es ist leider Realität. Genauso wie das Babygeschrei. Das darf doch nicht wahr sein. Hätte man mich nicht auf eine andere Station legen können? Ich meine, ist es nicht schon schlimm genug, eine Fehlgeburt zu haben, muss ich dann auch noch mit Babygeschrei konfrontiert werden?

Ich fühle mich miserabel. Mein Unterleib tut weh, mein rechter Arm hängt an einem Tropf. Und ich bin allein. Jetzt wäre ich doch froh, wenn Martin bei mir wäre.

Die Tür geht auf, und der Arzt kommt herein.

»So, Frau Moretti. Alles ist gut bei Ihnen verlaufen. Eventuell haben Sie die nächsten Tage noch leichte Blutungen, aber die gehen schnell vorbei. Ich würde Ihnen raten, zwei Monate zu warten, bevor Sie wieder versuchen, schwanger zu werden.«

Gut verlaufen. Wie das klingt. Gar nichts ist gut verlaufen für mich.

Als mich Martin kurze Zeit später abholt, treffen wir auf dem Gang die Krankenschwester.

»Auf Wiedersehen, Frau Moretti«, sagt sie. »Und das nächste Mal möchten wir Sie hier erst wieder zur Geburt Ihres Babys sehen.

Es ist das erste Mal seit zwei Tagen, dass ich wieder lächle.

Martin

Die Versuchung

Lange nicht mehr ist mir eine Frau so nahe gekommen. Außer Carla natürlich. Renas Lippen sind ungefähr zehn Zentimeter von meinen entfernt. Volle, sinnliche Lippen. Lippen wie aus der Estée-Lauder-Werbung. Lippen, die es schwer machen, sie nicht einfach küssen zu wollen.

Zum Glück bewegen sich diese Lippen pausenlos. Denn Rena erzählt mir seit zwanzig Minuten irgendwelche Jobgeschichten, von denen ich nur Bruchstücke verstehe. Zum einen, weil die Musik so laut ist. Zum anderen, weil Rena offensichtlich im Laufe des Abends weit mehr getrunken hat, als sie das gewöhnt ist. Ihre Aussprache hat deutlich an Präzision verloren.

Gelegentlich, wenn sie sich zu mir beugt, um mir den nächsten Satz ins Ohr zu brüllen, streift ihre Wange ganz leicht über meine. Ich kann nicht sagen, dass das ein völlig unangenehmes Gefühl ist.

Auch darüber hinaus gehört Rena zur Spezies derjenigen, die beim Gespräch gerne Körperkontakt suchen. Um manche Passagen ihres Monologs zu unterstreichen, legt sie ihre Hand kurz auf meinen Arm, meine Schulter, meinen Oberschenkel. Eigentlich mag ich das nicht, doch ihr verzeihe ich es beängstigend gerne.

Ich könnte, um diesen verhängnisvollen Lippen zu entkommen, das Gespräch halbwegs elegant beenden. Toilette, neues

Getränk holen oder so. Ja, theoretisch ginge das. Praktisch sieht es so aus, dass ich die extreme Nähe unserer 26-jährigen Volontärin genieße. Geschätzte 90 Prozent aller Jungs im Verlag sind wie wild hinter ihr her. Aber Rena unterhält sich mit mir. Ganz exklusiv. Ich gebe zu, das schmeichelt meinem Ego gewaltig.

Und es wird von meinen Kollegen registriert. Ich merke, wie die anderen genau beobachten, ob sich unser Lippenabstand von zehn Zentimetern noch weiter verringert.

Nein, diesen Gefallen tue ich ihnen nicht. Klischee-Aktionen überlasse ich dann doch den notgeilen Ehemännern, die einmal im Jahr hier auf der Weihnachtsfeier des Verlags ihre Anziehungskraft auf junge, angeschickerte Kolleginnen testen müssen.

Rena sieht mich an, als erwarte sie eine Antwort. Vermutlich war ihr letzter Satz, den ich nicht verstanden habe, eine Frage. Sie lächelt, fasst mich mit beiden Händen an der Schulter, zieht mich zu sich und kommt mit ihrem Mund meinem Ohr so nahe, dass sie dabei mein Ohrläppchen berührt. Okay, man kann das immer noch als zufällige Kollateralberührung werten.

»Wollen wir tanzen?«, fragt sie.

Will ich tanzen? Nein! Ich weiß, dass ich beim Tanzen sicher nicht bei ihr punkten kann.

Wie bitte, Martin, habe ich das eben wirklich gedacht: bei ihr punkten? Spätestens jetzt wäre es dringend an der Zeit für einen würdigen Abgang. Letzte Chance.

Verpasst. Ich möchte Rena weiter nahe sein. Und sei es, wenn ich mich dabei sogar zur Musik bewegen muss.

Rena tanzt, wie das nur Mädchen ihres Alters können. Es

sieht so unaufgeregt aus, als würde es ganz nebenbei passieren. Fast ein bisschen träge, dabei unglaublich lässig und sexy. Vermutlich ist sie sich aber ihrer Wirkung durchaus bewusst.

Nun dreht sie mir ihren Rücken zu und schmiegt sich in dieser Position an mich.

»Herr Moretti, hatten Sie nicht die Möglichkeit zurückzuweichen und sich dadurch dem Druck zu entziehen?« Das würde wohl jeder Scheidungsanwalt fragen.

Nun, es ist eng auf der Tanzfläche. Sehr eng. Doch zugegeben, ich hätte diese Möglichkeit. Und nütze sie nicht. Im Gegenteil. Auch ich erwidere die Berührung, meine Hände verselbstständigen sich und greifen an ihre Hüften.

Rena dreht ihren Kopf über die Schulter und guckt mir mit einem Röntgenblick direkt in die Augen. Sehr lange.

Hier läuft gerade was ziemlich heftig aus dem Ruder. Gut, von außen gesehen sind wir immer noch Arbeitskollegen, die besonders gut drauf sind, ihren Spaß haben und exzessiv tanzen.

Ja, exzessiv. Ich ertappe mich dabei, dass ich mit Rena anders tanze als mit Carla. Was hat mir das zu sagen? Strenge ich mich beim Tanzen mit Rena mehr an als mit meiner Frau?

Ich hielt mich, seit ich mit Carla zusammen bin, ungefähr so verführbar wie ein Haremswächter. Was daran liegen mag, dass ich davor reichlich Zeit hatte, mich auszutoben, meine Erfahrungen zu machen. Das Neue und Spannende in meinem Verhältnis zu Frauen war irgendwann nicht mehr der ständige Wechsel, sondern die Beständigkeit. Und Carla hatte von Anfang an auf all meine Bedürfnisse, Wünsche und Träume eine befriedigende Antwort.

Selbst die schwierige Zeit mit den monatlichen Enttäuschungen, seit sie an ihrem 38. Geburtstag den Kinderwunsch outete und aktiv anging, brachte unsere Beziehung nie ernsthaft in Gefahr. Wir hatten Krisen, ja eine heftige sogar. Aber wir waren und blieben ein Team. Ein gutes Team. Alles, was ich wollte, war Carla. Eine glückliche Carla an meiner Seite!

Dann wurde sie schwanger. Und verlor ihr Kind. *Unser* Kind. Seitdem ist alles anders.

Die Fehlschläge vorher kommunizierte sie nach außen. Sie sprach mit mir darüber, mit Marie, mit anderen Freundinnen, seit dem offenen Gespräch mit ihrer Mutter am Timmendorfer Strand auch mit ihr. Und das war wohl gut so. Denn es war ihr Weg, all die Enttäuschungen zu verarbeiten, es war eine Art Therapie.

Doch die Fehlgeburt ließ Carla mit einem Mal verstummen. Sie wurde erschreckend ernst, zog eine Mauer um sich. Sie lebt seither in einer Welt, zu der ich keinen Schlüssel mehr habe.

Ich werde nie den Moment vergessen, als ich sie damals nach der Fehlgeburt von der Klinik abholte. Meine lebenslustige und energiegeladene Carla, plötzlich so zerbrechlich und todtraurig. Es tat mir weh, sie so zu sehen. Natürlich habe ich versucht, sie zu trösten. Soweit mir das möglich war. Denn ich hatte das Gefühl, dass meine Worte sie nicht richtig erreichten. Dass ich damit ihre Tränen nicht trocknen konnte. Klar, wir sprachen darüber, wie es war. Aber es blieb eher ein Sachgespräch. Es gelang mir nicht, sie dazu zu bewegen, auch ihre Emotionen mit mir zu teilen. Der einzige Mensch, mit dem sie darüber sprach und spricht, ist Marie. Ich schnappte mal im Vorbeigehen, als die beiden telefonierten, einen Gesprächsfetzen auf, aus dem hervorging, dass Carla sich große Vorwürfe macht. Was ich nicht verstehen kann. Sie hat doch alles richtig gemacht. Hat wirklich alles getan, damit es dem werdenden Leben gut geht.

Auch diese Selbstvorwürfe sind etwas, das sie scheinbar nicht mit mir teilen will. Vielleicht auch nicht teilen kann. Zum ersten Mal, seit wir uns kennen, leben wir nebeneinander her. Wir gleichen den beiden Schienen eines Bahngleises. Wir sind uns weiterhin relativ nahe, konstant nahe, aber es gibt keine echte Verbindung.

Und Carla zeigt keine Initiative, das zu ändern. Im Gegenteil, ich habe das Gefühl, dass sie unsere Beziehung infrage stellt. In einem der wenigen Gespräche, in denen Carla Ansätze von Emotionen zeigte, gab sie zu bedenken, ob es nicht ein deutliches Signal sei, dass wir kein Kind bekommen können. Ein Signal, dass wir eben doch nicht zusammenpassen, wenn auch unsere beiden biologischen Beiträge zur Entstehung eines neuen Lebens scheinbar nicht kompatibel sind. Es wirkt, als habe sie bereits resigniert, was unsere weitere gemeinsame Zukunft betrifft.

Ihre Kälte und Unerreichbarkeit sind viel schlimmer als die Tatsache, dass wir seit der Fehlgeburt vor drei Monaten nicht mehr miteinander geschlafen haben. Der Arzt hatte ihr damals dringend empfohlen, die ersten beiden Monate darauf zu verzichten.

Aber auch seitdem ist nichts passiert. Von Carla kam nicht der Hauch eines Anzeichens, dass sie dazu Lust hätte. Und ich möchte sie auf keinen Fall drängen. Auch physisch war die Fehlgeburt mit Verletzungen verbunden, die sicher noch nachwirken.

»Willst du noch kurz mit hochkommen?«

Ich sehe, wie der Taxifahrer grinst. Vermutlich hat er diesen Dialog schon tausendmal gehört.

»Warum nicht?«, höre ich mich sagen.

Aber wir kommen nicht bis in Renas Wohnung im vierten Stock: Es passiert bereits im Aufzug. Diese prallen Lippen, was für eine Zumutung auch. Ich gebe der Versuchung nach, die ich schon den ganzen Abend verspüre. Wenn ein Kuss wie Sex sein kann, dann dieser. Er dauert eine gefühlte Stunde. Und erst, als der Aufzug von anderen Hausbewohnern wieder nach unten geholt wird, holen sie Rena und mich damit in die Realität zurück. Kurzzeitig. Um den Schein zu wahren, steigen wir im Erdgeschoss aus, lassen die anderen in den Aufzug steigen und knutschen im Treppenhaus weiter.

Eigentlich wollte ich Rena nur mit dem Taxi zu ihrer Wohnung bringen und dann weiter nach Hause fahren. Ja, da ist es wieder, das »eigentlich«, das einen so großen Unterschied machen kann.

Ich kann und mag mich nicht von Rena lösen. Auch nicht später, oben in ihrer Wohnung. Sie gibt mir das Gefühl, das ich lange vermisst habe: begehrt zu werden. Ich fühle mich lebendig. Ich fühle mich jung. Ich fühle mich gut.

Es hat in den zwei Stunden, die ich bei Rena verbrachte, nochmals geschneit. Der unberührte Schnee knirscht unter den Ledersohlen meiner Schuhe, denen dieser lange Spaziergang sicher nicht guttut. Egal. Ich werde sicher eine Stunde bis zu unserer Wohnung unterwegs sein. Es ist eiskalt. Aber ich brauche die Dezembernachtluft, um wieder klarer zu werden im Kopf. Zum einen ist da immer noch die Wirkung des

Alkohols. Zum anderen wird mir erst jetzt so richtig bewusst, was ich da gerade getan habe. Ich schwanke zwischen Euphorie und schlechtem Gewissen.

Als wir uns kennenlernten, hatten Carla und ich auch einmal spielerisch darüber diskutiert, was wir tun würden, wenn wir erfahren, dass wir vom Partner betrogen werden.

»Ich würde dich sofort verlassen«, sagte Carla. Eine Antwort, die ich konsequent und gut fand. Es war für mich sowieso die pure Theorie, eine Frau wie Carla jemals zu betrügen.

»Und du?«, fragte sie.

»Ich weiß nicht«, sagte ich. »Vielleicht würde ich es dir sogar verzeihen. Kommt drauf an.« So richtig überzeugt davon war ich aber nicht von meiner Theorie. Vermutlich würde ich ·ebenso radikal reagieren wie sie.

»Aber wir sollten vielleicht noch klären, was genau eigentlich Betrug bedeutet«, sagte Carla. »Ist denn Knutschen schon Betrug?«

Wir fanden darauf damals keine eindeutige Antwort, soweit ich mich erinnere. Und machten es abhängig von der Länge und Intensität des Kusses. Von der Situation und ob es nur einmal passiert. In der anfänglichen Beziehungseuphorie waren alle Gedanken daran weit entfernt, dass die Definition des Wortes »Betrug« irgendwann mal für uns relevant werden könnte.

Ist Knutschen denn schon Betrug?

Ich befürchte, wenn Carla mich eben mit Rena im Aufzug gesehen hätte, wäre für sie die Frage eindeutig beantwortet. Ich hätte mich als potenzieller Vater ihres Kindes weit ins Aus geschossen. Und das, obwohl es in Renas Wohnung nicht zum Äußersten kam. Zwar beinahe, aber wir hatten keinen

Sex. Das ist der moralische Strohhalm, an den ich mich klammere. Immerhin ging ich in Eigeninitiative, bevor es dazu kam.

Man sollte das alles nicht zu hoch hängen. »*A kiss is just a kiss.*« Diese legendäre Erkenntnis vermittelte Barpianist Sam im Film *Casablanca* Humphrey Bogart. Das war vor 70 Jahren! Und auch in meiner Jugendzeit gab es kaum eine Party ohne wildes Geknutsche. Im Prinzip aber völlig harmlos.

Schon klar, für einen kurzen Kick habe ich verflucht viel aufs Spiel gesetzt. Und es war kein Blackout, dazu war ich nicht betrunken genug. Ich habe die Stunden mit Rena auch bewusst genossen.

Mit jedem Schritt durch die kalte Nacht nimmt die Euphorie über das Abenteuer ab, das schlechte Gewissen zu.

Gibt es mildernde Umstände? Vielleicht dass mir Carla seit Monaten so gar nicht das Gefühl gibt, ein begehrenswerter Mann zu sein. Vielleicht dass Rena auch meine Arbeitswelt kennt, dass wir viele Berührungspunkte haben, denselben Humor. Vielleicht dass es für jeden Mann schmeichelhaft ist, wenn eine attraktive junge Frau ihn interessant findet.

Vielleicht. Vielleicht. Vielleicht.

Sicher ist, dass ich nicht stolz darauf sein kann, Carla gerade in der schwierigsten Phase unserer Beziehung zu hintergehen. Ich würde mir umgekehrt auch nicht wünschen, dass ihre Weihnachtsfeier so endet. Wie auch immer, es ist passiert, nun lässt sich sowieso nichts mehr ändern.

An mir haftet noch Renas Parfüm, das vermutlich nur 26-Jährige tragen können. Und das man auch nur an 26-Jährigen *er*tragen kann. Es ist süß und sehr präsent, passt also ideal zu ihr.

Ich muss diesen Duft unauffällig loskriegen, wenn ich nach Hause komme. Am besten noch duschen, ohne dass Carla das mitkriegt.

»Wie war's gestern?«, fragt Carla am nächsten Morgen beiläufig.

»Ach, wie immer.«

»Wann bist du denn zurückgekommen? Ich hab so tief geschlafen, dass ich dich gar nicht gehört habe.«

Sie sagt das scheinbar arglos. Nein, es scheint keine Falle zu sein.

»Hm, dürfte wohl gegen zwei gewesen sein.«

Die nächste Lüge, denn es war bereits deutlich nach vier Uhr. Aber mit der Vorverlegung meiner Rückkunft lasse ich erst gar keinen Verdacht aufkommen, dass ich nicht direkt von der Weihnachtsfeier nach Hause gefahren sein könnte.

»Na, wenn du so lange durchgehalten hast, war die Party doch sicher nicht so übel«, sagt Carla.

Damit ist für sie das Thema erledigt. Für mich auch. Und das kann es meinetwegen gerne bleiben. Denn ich hoffe sehr, dass Rena unser kleines Geheimnis für sich behält, dass da nichts, wirklich gar nichts zu Carla durchdringt. Wie ich aber Rena einschätze, folgte sie gestern ebenfalls einer spontanen Laune. Es war auch für sie eine One-Night-Intensivknutscherei. Ein Pilotfilm, aus dem keine Serie werden muss. Und wer weiß, ob Rena sich heute beim Aufwachen überhaupt noch an Details erinnert.

So bescheuert das auch klingen mag, die zurückliegende Nacht hat mich letztlich nicht Rena, sondern Carla nähergebracht. Klar, mit solchen Begründungen versuchen sich viele

Männer zu rechtfertigen, die Mist gebaut haben. Mein innerer Dialog klingt wirklich so abgedroschen wie die Standardentschuldigungen der Fieslinge in diesen Rosamunde-Pilcher-Filmen im Fernsehen, bei denen ich Carla manchmal am Sonntagabend ertappe.

Es war eine verrückte Nacht mit Rena. Aber man darf sich da nichts vormachen, auch wenn es schmeichelhaft sein mag. Seitdem die Sonne aufgegangen ist, liegen zwischen ihr und mir wieder Welten.

Die Frau, mit der ich leben möchte, ist Carla. Definitiv! Aber meine lebenslustige, optimistische Carla, wie ich sie von früher kenne. Die möchte ich wiederhaben. Die müssen wir wieder zum Vorschein bringen.

Und dafür werde ich von meiner Seite aus wirklich alles tun.

Carla

Der Eingriff

»Und du denkst, das ist wirklich okay für dich?«, fragt Marie.

»Ja, klar, das geht schon. Ich meine, ich kann mich ja jetzt nicht für die nächsten Jahre ins Seniorenheim zurückziehen, nur damit ich keine Schwangeren und Kinder mehr sehe.«

»Aber Vanessa, Michaels Schwester kommt mit ihrem drei Monate alten Baby. Wird bestimmt nicht einfach für dich.«

»Keine Angst, ich werde die Kleine schon nicht kidnappen.«

Marie ist am Telefon. Paula wird in zwei Wochen getauft, und ich soll Patentante sein. Was mich natürlich freut. Obwohl Patentante ja so eine Sache ist. Ich habe bereits zwei Patenkinder. Eines habe ich seit über zehn Jahren nicht mehr gesehen, seit seine Mutter, eine Schulfreundin von mir, nach Australien ausgewandert ist. Und das zweite, der Sohn meiner Cousine, meldet sich bei mir nur, wenn es Geschenke abgreifen möchte. Meine Erfahrungen als Patentante sind also steigerungsfähig. Aber bei Maries Tochter Paula ist das natürlich was ganz anderes. Schließlich liebe ich sie wie eine eigene Tochter. Wenigstens ein Kind, an dem ich meine Muttergefühle voll ausleben kann.

Die letzten Monate waren nicht leicht für mich gewesen. Nachdem ich unser Baby verloren hatte, fiel ich in ein tiefes Loch. Ach, was heißt Loch: Ich fiel in einen Abgrund, ungefähr so tief wie der Grand Canyon. Ich war traurig. So traurig wie noch nie in meinem Leben. Abgesehen von dem Moment, als mein Vater starb. Ein Verlust von einem Menschen ist immer schlimm, auch wenn er nur die Größe einer Erdbeere hat.

Aber wenn dein Vater stirbt, dann stirbt deine Kindheit. Deine Vergangenheit. Mit deinem Kind stirbt deine Zukunft.

Ich war erstaunt, wie häufig ich in letzter Zeit dann doch immer wieder von Frauen hörte, die das Gleiche durchgemacht haben. Und ich muss zugeben, dass mich dieses Wissen etwas tröstete. Wenn andere Frauen auch ihr Baby verlieren, kann es nicht nur an mir liegen. Trotzdem hatte ich enorme Schuldgefühle und ging gedanklich immer wieder die letzten Wochen durch. Hätte ich vielleicht doch mehr auf mich achten sollen? Hätte ich irgendetwas anders machen können, um unser Baby zu behalten?

Ich habe mich sehr in meine eigene Welt zurückgezogen, zu der eigentlich nur Marie Zugang hatte. Es gibt Situationen im Leben, da fühlt man sich manchmal der besten Freundin näher als dem eigenen Mann. Marie war einfühlsam, wusste, wie sie mit mir umzugehen hatte, und fand immer die richtigen Worte. Sie war mir in den letzten Monaten ein starker Halt. Martin bemühte sich, mir das Gefühl zu geben, dass ich nicht alleine war mit meinem Schmerz. Dass er mich immer lieben wird, auch ohne Kind. Manchmal denke ich, dass sein Wunsch nach einem Baby vielleicht gar nicht so stark ist wie meiner. Was mich merkwürdigerweise sogar erleichtert. Der Gedanke, einen Mann an meiner Seite zu haben, der noch zusätzlichen Druck aufbaut, wäre nicht auszuhalten.

»Wir führen doch auch ohne Kind ein glückliches Leben«, sagt er.

Und ich weiß nicht, ob er mich damit nur trösten will oder

es wirklich so meint. Ja, sicher tun wir das, wir sind auch zu zweit glücklich. Wenn da nicht diese Sehnsucht in mir wäre.

Ich glaube, Männer gehen prinzipiell anders mit Verlust um als Frauen. Martin konzentrierte sich verstärkt auf seinen Job und machte extrem viel Sport. Es verging kaum ein Tag, an dem er nicht mindestens eine Stunde durch den Park rannte oder ins Fitnessstudio ging. Abends kam er oft sehr spät nach Hause. Manchmal sogar erst, wenn ich schon im Bett lag. Bis vor ungefähr zwei Wochen. Ich weiß nicht warum, aber seitdem habe ich das Gefühl, dass er wieder mehr die Nähe zu mir sucht. Na ja, wahrscheinlich hatte er genauso wie ich, einfach etwas Abstand gebraucht.

Im Gegensatz zu mir schaut er nach vorn. Und ist nach wie vor fest davon überzeugt, dass ich ganz schnell wieder schwanger werde. Auch wenn wir dafür den nächsten Schritt unseres Masterplans gehen müssten:

Eine In-vitro-Fertilisation.

Ehrlich gesagt, war meine Meinung zu einer IVF-Behandlung immer sehr zwiegespalten. Einerseits ist es für mich nach wie vor ein enormes Wunder der Medizin, Eizellen außerhalb des Mutterleibs zu befruchten und danach als mehrzellige Embryonen in die Gebärmutter zu übertragen. Mit großem Erfolg. Immerhin sind seit dem ersten IVF-Baby 1978 bis heute weltweit mehr als vier Millionen Babys geboren worden. Andererseits frage ich mich, ob so eine Behandlung nicht ein zu starker Eingriff in die Natur ist. Wie weit möchten wir persönlich für ein Kind gehen?

Martin denkt da anders:

»Ein Schwerkranker wird ja auch mit Medikamenten unterstützt, damit er wieder gesund wird und weiterlebt«, sagt er.

»Wenn die Medizin heutzutage über derartige Mittel verfügt, sollte man sie auch nutzen. Was hat es sonst für einen Vorteil, dass wir im 21. Jahrhundert leben und nicht mehr im Mittelalter, wo die durchschnittliche Lebenserwartung bei 30 Jahren lag und man schon an einer Lungenentzündung sterben konnte?«

Na ja, es ist doch leichter, ein Urteil zu fällen, wenn man nur theoretisch darüber nachdenkt. Ich hätte früher auch nie gedacht, dass ich jemals in die Situation kommen würde, mich mit künstlicher Befruchtung beschäftigen zu müssen. Aber damals hatte ich auch noch nicht mein Baby verloren und bewegte mich nicht mit der Geschwindigkeit eines ICE auf die 40 zu. Die Hormonbehandlung, Eizellentnahme und Embryotransfer sind ja kein Spaziergang, sondern eine enorme Belastung für den Körper. Abgesehen von dem emotionalen Stress.

Aber was ist, wenn ich mir später vorwerfe, nicht alles versucht zu haben? Wenn ich es mit 50 bereue, nicht auch noch diesen speziellen Weg gegangen zu sein?

Auslöser für unsere Entscheidung ist schließlich ein Gespräch mit Frau Doktor Steinberger.

»Ob Sie sich für eine IVF entschließen, ist eine Entscheidung, die letztendlich nur Sie beide treffen können«, sagt sie. »Aber Sie müssen wissen, dass die Wahrscheinlichkeit, auf natürlichem Weg schwanger zu werden, ab dem 40. Lebensalter extrem sinkt. Ein Beispiel: Bis zum Alter von 25 Jahren liegt die Chance, während eines Monatszyklus' schwanger zu werden, bei etwa 30 Prozent. Ab 35 halbieren sich die Chancen und ab 40 Jahren liegen sie nur noch bei etwa zehn Prozent. Tendenz weiter abnehmend.«

Ich schlucke. Und da ist es wieder. Das Gefühl, im Leben mal wieder etwas später dran zu sein als alle anderen. Warum bin ich eigentlich immer davon ausgegangen, noch so viel Zeit zum Kinderkriegen zu haben?

»Ganz abgesehen davon, dass die Krankenkassen ab dem 40. Lebensjahr häufig große Schwierigkeiten bei der Kostenübernahme machen.«

Frau Doktor Steinberger macht eine Pause.

»Wissen Sie, Sie haben beide großes Glück. Ihre Spermienqualität ist hervorragend.« Sie blickt Martin an.

»Und was Ihre Fruchtbarkeit angeht, Frau Moretti, führen Sie als 39-Jährige sogar die Liste meiner Patientinnen an. Trotzdem ist auch unser Wissen nur begrenzt. So wissen wir beispielsweise nicht, was mit Ihrer Eizelle auf dem Weg durch den Eileiter Richtung Gebärmutter passiert.«

Wir sehen sie fragend an.

»Ich hatte eine Patientin, die seit zehn Jahren versuchte, schwanger zu werden. Die Voraussetzungen waren gut. Beide waren gesund. Nach längerem Überlegen entschieden sie sich für eine IVF-Behandlung. Dabei stellte sich heraus, dass die Eihaut, also die Umhüllung der Eizelle der Frau, zu dick war, was ein Schlüpfen des Embryos unmöglich machte. Sie hätte also unter normalen Umständen nie schwanger werden können. Beim sogenannten ›Assisted Hatching‹ dünnten wir die Umhüllung aus, um das Schlüpfen zu erleichtern, und mittlerweile ist sie Mutter eines gesunden Jungen.«

Frau Doktor Steinberger steht auf.

»Wie auch immer. Lassen Sie sich Zeit mit Ihren Überlegungen. Aber nicht zu lange.«

»Amore, jetzt lass uns keine Zeit mehr vertrödeln, sondern Nägel mit Köpfen machen. Ich finde, das hört sich alles sehr logisch an, was deine Ärztin da sagt.«

Wir sind noch nicht mal richtig aus der Praxis draußen, da ist Martins Entscheidung schon gefallen. Wie war das noch mal mit dem »Dübeln, statt grübeln, Männer handeln ohne vorher lange nachzudenken?« Ich muss lachen.

Aber eigentlich hat Martin recht. Wir sollten uns auf die nächste Ebene bewegen und keinen Tag mehr vergeuden. Und Frau Doktor Steinberger klang wirklich sehr überzeugend. Vor allen Dingen die Geschichte mit der Eihülle hat mich beeindruckt. Das Paar hätte jetzt kein Kind, wenn es sich nicht für eine IVF-Behandlung entschieden hätte. Auf natürlichem Weg hätte es nie geklappt. »Ich habe wirklich ein gutes Gefühl. Wollen wir nicht sofort einen Termin vereinbaren?«, fragt Martin.

Er tut so, als würde er wieder zurück zur Praxis gehen.

»Martin, warte!« Ich laufe ihm hinterher. »Wir wissen ja noch gar nicht, wo wir es machen lassen. Vielleicht ist ja ein Kinderwunschzentrum in Spanien viel besser. Ich habe da gerade einen Artikel im Internet gelesen ...«

Das ist wieder typisch für mich. Erst mal Zeit gewinnen, recherchieren und nochmals alles ausführlich mit Marie besprechen.

»Na hör mal, du warst doch diejenige, die sich gewünscht hat, spätestens an ihrem 40. Geburtstag ein Baby zu haben. Wir haben nur noch vier Monate Zeit. Dann haben wir zwar noch kein Baby, aber du bist schwanger. Das gilt auch.«

Und auf einmal spüre ich es wieder. Das Gefühl von Hoffnung.

Die nächsten Abende verbringen Martin und ich im Internet. Wir klicken uns durch Kinderwunschseiten, IVF-Erfahrungsberichte und die Homepages der erfolgreichsten Kinderwunschkliniken der Welt. Spanien, Türkei, Tschechien, Österreich – jedes Kinderwunschzentrum wirbt mit einem eigenen »Rundum-Sorglos-Paket«, mit extra hohen Erfolgsraten oder besonderen Behandlungsverfahren. Dazu gibt es spezielle Sonderangebote wie »Frühlings Special« oder »Happy Family Sale«: 20 Prozent Rabatt auf alle Behandlungen. Ich meine, wie um alles in der Welt soll ich unserem Kind später erklären, dass es ein Sonderangebot war?

Überhaupt ist es ein merkwürdiges Gefühl, hier mit Martin am Küchentisch zu sitzen und nach Kliniken für Reproduktionsmedizin zu suchen. Wie sich das schon anhört? *Reproduktion.* Nach Technik, nach Maschinen. Nicht nach Menschen.

Wollen wir wirklich so weit gehen? Vielleicht sollten wir es doch weiter natürlich versuchen? Aber wie lange noch?

Irgendwann müssen wir uns selbst eine Frist setzen. Langsam bekomme ich eine Wut auf diese dämliche biologische Uhr, die nichts als Stress macht. Und warum zahlen Krankenkassen eigentlich nur bis zum 40. Lebensjahr? Verliert man genau an seinem 40. Geburtstag die Gebärfähigkeit? Egal, ob man vorher täglich eine Schachtel Zigaretten geraucht oder sich gesund ernährt und auf seinen Körper geachtet hat. Ich kenne jede Menge Frauen, die erst mit über 40 Mutter wurden und die Schwangerschaft ganz lässig wegsteckten. Das ist so, als gäbe es eine Altersbegrenzung für Hörgeräte. Gerade las ich im Internet, dass eine Krankenkasse sich weigerte, einem

Mann von 94 Jahren ein künstliches Hüftgelenk einzusetzen. Mit der Begründung, er wäre zu alt.

Nach langem Überlegen entscheiden wir uns dann doch für eine IVF-Behandlung bei meiner Ärztin, Frau Doktor Steinberger. Die angeblichen Vorteile, die IVF im Ausland durchzuführen, überzeugen uns nicht. Frau Doktor Steinberger kennt mich und meinen Körper, und wir vertrauen ihr.

Es fängt alles ganz harmlos an. Mit einem Nasenspray, das ich zweimal täglich nehmen soll. Das darin enthaltene Hormon blockiert die natürliche Regulation meiner Eierstöcke und verhindert damit einen vorzeitigen Eisprung. Downregulation nennt man das. Mein Hormonhaushalt wird also einmal komplett runtergefahren, um die für die IVF-Behandlung notwendige Stimulation der Eizellen besser steuern zu können. Außer dass ich seit Tagen den Geruch von Essig in der Nase habe, vertrage ich das Spray gut.

Zwei Wochen später sitze ich auf unserem Bett – und habe ein Déjà-vu. Insgeheim hatte ich ja immer gehofft, dass sich unsere Begegnung auf ein einmaliges Treffen beschränken würde. Aber da ist sie wieder. Die Spritze. Na ja, ich versuche, es positiv zu sehen. Immerhin weiß ich jetzt schon, wie's funktioniert. Und auch, dass ich diesmal auf meine tägliche Belohnung mit Häagen-Dazs-Eis und Dallmayr-Pralinen verzichten werde. Der Spaß hat mir das letzte Mal vier Kilo Übergewicht beschert.

Ich bereite die Spritze vor und steche zu. Schnell und ohne hinzusehen. Das ist mein neuer Trick. Augen zu und durch. Die ersten Male hatte ich beim Anblick des Pens in meinem

Bauch solche Panikgefühle, dass ich die Nadel viel zu hektisch wieder herauszog. Was dazu führte, dass es blutete.

Ich drücke gerade den Alkoholtupfer auf meinen Bauch, als mein Handy klingelt. Es ist Martin.

»Und, Doktor Carla? Hast du's schon hinter dir?«

Ich bin erstaunt. Martin hat sich doch sonst nie dafür interessiert, wann ich mir die Hormone spritzen musste. Außerdem ist er gerade für ein Interview in Berlin.

»Haben wir jetzt Überwachungskameras in unserer Wohnung, oder woher weißt du das?«

Martin lacht. »Du hast mir gestern erzählt, dass es heute Abend wieder losgeht mit der Spritzerei. Und ich hab's mir gemerkt.«

Ich bin beeindruckt. Das ist ja mal ganz was Neues. Martin hört mir genau zu, wenn ich was erzähle! Und merkt es sich auch noch.

»Amore, ich muss los. Die anderen warten schon. Schau mal ins Tiefkühlfach, da ist eine Überraschung für dich.« Er legt auf.

Neugierig gehe ich in die Küche und öffne den Eisschrank. Und da steht sie: eine große Packung Häagen-Dazs-Eis. Strawberry Cream, meine Lieblingssorte. Ich bin gerührt. Das ist wirklich süß von Martin. Wie war das noch mal mit der Belohnung? Na ja, eine winzige Portion ist okay. Ich hole die Packung raus. Und sehe, dass er auf die Schachtel ein großes rotes Herz gemalt hat. Darunter steht: *Diesmal klappt's ganz sicher! Ich liebe Dich.*

Die Ultraschalluntersuchung zwölf Tage später ergibt, dass meine Eizellen inzwischen reif genug sind, um den Eisprung auszulösen. Zusätzlich wird mir Blut abgenommen, um meine Hormonwerte zu bestimmen. Erst wenn diese Ergebnisse vorliegen, werde ich telefonisch erfahren, wann ich mir die Spritze zur Auslösung des Eisprungs setzen soll und wann die Eizellentnahme stattfinden kann. Am späten Nachmittag klingelt endlich das Telefon.

»Frau Moretti, hier ist Frau Schmidt von der Praxis Doktor Steinberger. Bitte setzen Sie sich heute Abend die Auslösungsspritze. Und dann kommen Sie am Donnerstag um neun Uhr nüchtern zu uns. Ihren Mann bringen Sie bitte mit. Ich denke, es ist sinnvoller, die Samenprobe direkt bei uns in der Praxis zu gewinnen.«

Ich muss grinsen. Höre ich da einen gewissen Unterton? Die Aktion mit der Wärmflasche scheint bleibenden Eindruck bei ihr hinterlassen zu haben.

Aber meine Güte, das hätte ich fast vergessen. Am Donnerstag ist ja auch Martins Einsatz gefragt. Irgendwie habe ich das Gefühl, dass die Hormone nicht nur die Funktion meiner Eierstöcke, sondern auch die meiner Gehirnzellen beeinflusst haben. Ich bin vergesslicher geworden.

Ich wähle Martins Nummer. Doch gerade in diesem Moment kommt Coco, unsere neue Praktikantin in mein Büro. Und bleibt wie angewurzelt vor meinem Schreibtisch stehen, obwohl ich telefoniere.

»Donnerstag um neun Uhr ist es so weit. Erntezeit. Du weißt, was ich meine ...«

Hoffentlich versteht Martin meine verschlüsselten Worte.

»Der Gärtner steht mit seinem Spaten bereit«, antwortet er, und ich muss grinsen.

»Guten Morgen.« Frau Schmidt, die Sprechstundenhilfe, lächelt uns an. »Wenn Sie bitte kurz mit mir kommen, Herr Moretti.«

Ich bin aufgeregt, und mir ist ein bisschen schlecht. Was sicher auch daran liegt, dass ich noch nicht gefrühstückt habe. Ich muss nüchtern sein. Aufregung und ein leerer Magen – diese Kombination ist nichts für mich. Schon gar nicht, wenn meine Eizellen gleich abgesaugt werden sollen. Ich bin froh, dass Martin bei mir ist. Während er in einem kleinen Nebenzimmer verschwindet, um seinen Beitrag zur Behandlung zu leisten, werde ich für die Punktion vorbereitet.

Die Entnahme der Eizellen erfolgt unter Narkose. Dabei werden die Eizellen mithilfe einer Ultraschallsonde aus meinem Eierstock entnommen und mit den Spermien von Martin gemischt. Danach kommen sie in einen Brutschrank und werden bei kuscheligen 37 Grad erst mal beobachtet. Ob es zu einer Befruchtung gekommen ist, werden wir dann morgen erfahren.

Das Erste, was ich sehe, als ich aus der Narkose aufwache, sind die Malediven. Genauer gesagt, ein Foto mit Palmen, Strand und türkisfarbenem Meer auf dem Kalenderblatt eines Pharmakonzerns. Bis ich aber realisiere, wo ich tatsächlich bin, dauert es eine Weile. Ich liege im Aufwachraum, und mir ist noch immer ein bisschen schwindelig. Die Tür geht auf, und Martin kommt rein.

»Wie geht es dir?« Er setzt sich und greift nach meiner Hand. »Es ist alles gut gelaufen, Carla. Frau Doktor Steinberger hat dir zehn Eizellen entnommen.«

Er schaut mich liebevoll an. Und ich habe das Gefühl, einen gewissen Stolz aus seiner Stimme zu hören.

»Und wie viele Eizellen haben sie dir dann wieder eingesetzt?«
Marie sieht mich neugierig an.

Ich liege auf dem Sofa in eine Decke gewickelt und löffle Hüttenkäse. Die nächsten Wochen soll ich wieder mal viel Eiweiß essen.

»Drei. Von zehn Eizellen haben es fünf geschafft. Und die drei dicksten und fettesten haben sie mir dann wieder eingesetzt. Der Rest wurde eingefroren.«

»Eingefroren?«, fragt Marie.

»Na ja, es wäre doch schade, sie nicht aufzuheben. So können sie eventuell später noch mal verwendet werden. *Kryokonservierung* nennt man das.«

»Was? Gyros-Konservierung?«

Wir müssen lachen. Das hätten wir uns früher auch nie vorgestellt, dass wir uns irgendwann mal über eingefrorene Eizellen unterhalten würden.

»Kryokonservierung«, wiederhole ich. »Kommt von *kryos*, das griechische Wort für Kälte.«

»Aha. Und was passiert jetzt?«, fragt mich Marie.

»Wir warten. Ehrlich gesagt, habe ich keine Ahnung, wie ich die nächsten zwei Wochen überstehen soll. Das Warten ist immer das Schlimmste.«

Martin

Der Guru

Vor zwei Jahren hätte ich mich wohl noch über Carla lustig gemacht. Aber inzwischen kann ich verstehen, dass sie jede Möglichkeit in Betracht zieht, um doch noch schwanger zu werden. Auch Methoden weit jenseits der Schulmedizin. Alle Mittel, die eventuell zum Erfolg führen könnten, sind ihr willkommen. Und mir ebenso.

Denn die Zeit verstreicht unerbittlich. Und auch ich bin zum ersten Mal völlig rat- und mutlos, nachdem die IVF erfolglos blieb. Ein Schock. Ich war felsenfest davon überzeugt, dass es damit klappen würde, ich hatte den Möglichkeiten der Hightech-Medizin bedingungslos vertraut. Deshalb hatte ich erst gar keinen Plan B entwickelt.

Wie soll es also weitergehen? Soll es denn überhaupt weitergehen? Machen wir uns nicht immer mehr zu Sklaven unseres Kinderwunsches? Sollen wir nicht irgendwann akzeptieren, dass es keinen Anspruch darauf gibt, ein Kind zu bekommen, so wie man Anspruch auf Schulbildung hat? Das Leben verläuft eben nicht immer in vollständigen Hauptsätzen. Manchmal fehlt das Verb, oft bleibt der Satz unvollendet.

Andererseits: Sollen wir den Kampf einfach aufgeben? Gerade jetzt, nachdem es doch einmal, zumindest in Ansätzen, gut ging. Wir würden uns im Nachhinein sicher nicht verzeihen, wenn wir nicht buchstäblich bis zur letzten Minute alles versucht haben.

Nun, wir könnten die IVF-Behandlung wiederholen. Wir könnten das in einem Land mit noch höheren Erfolgschancen als in Deutschland tun. Aber da wir beide Jobs haben, die uns sehr fordern, sind der Zeit, die wir dem Kinderwunsch opfern können, langsam Obergrenzen gesetzt. Dazu kommt bei Carla die physische Belastung. Besonders die Aufnahme von Hormonen hat ihre Körperharmonie völlig aus dem Gleichgewicht gebracht. Nicht zu vergessen der ständige Psychostress, durch den wir beide dünnhäutiger geworden sind. Und das ist auf Dauer nicht mehr machbar.

Ein ausgeglichenes Privatleben ist auch wichtig, um Erholung vom Berufsalltag zu finden, um durchzuschnaufen und neue Energie zu tanken. Dieser Effekt fehlt uns nun seit fast zwei langen Kinderwunschjahren. Carla noch mehr als mir. Jede freie Minute verbringt sie am Computer, um im Internet nach Möglichkeiten der Chancenverbesserung zu forschen.

Auf jeden Fall möchte Carla nicht sofort mit einer zweiten IVF weitermachen. Was ich verstehen kann. Sie nutzt die Pause, bis wir uns auf einen neuen Schritt festlegen, um einige der vielen Tipps abzuarbeiten, die sie in den letzten Monaten bekommen hat. Die reichten von Wundermitteln bis hin zu Wunderheilern.

Warum auch nicht? Es ist zumindest ein Weg, gegen die zunehmende Mutlosigkeit anzukämpfen. Denn ganz nüchtern betrachtet, ist unsere Lage aussichtsloser denn je. Wie die Strahlen der untergehenden Sonne am Horizont, schwinden auch langsam unsere letzten Hoffnungsschimmer, doch noch späte Eltern zu werden. Je größer aber unsere Verzweiflung wird, desto mehr klammern wir uns aneinander. Die Situation und der große Rückschlag schweißen uns noch enger zusammen.

Es mag eine Art von Galgenhumor sein, aber es gelingt uns manchmal sogar, einige Erlebnisse von Carlas Zuwendung zu alternativen Heilmethoden mit Humor zu sehen. So zum Beispiel ihren Besuch bei einer betagten Heilpraktikerin, die ihr eindringlich empfohlen wurde. Deren Behandlung erschöpfte sich jedoch darin, Carla nach ihrer Lieblingsfarbe zu fragen. Dann durfte sie sich dreißig Minuten lang in einem muffigen und kühlen Kellerraum unter eine altertümliche Lampe mit einer davor geklemmten Farbfolie im von ihr bevorzugten Farbton Blau legen. Das war auch schon das ganze Therapieprogramm. Für die 70 Euro, die Carla dafür investieren musste, können wir in alle Lampen unserer Wohnung farbige Glühbirnen schrauben. Und sogar noch in die Autoscheinwerfer.

Weitaus vielversprechender war dagegen eine Moxa-Anwendung bei einem hoch gerühmten chinesischen Arzt in München. Diese traditionelle Moxa-Therapie hat in der chinesischen Medizin einen ähnlich hohen Stellenwert wie Akupunktur.

Der Arzt verteilte Ingwerscheiben auf Carlas Bauch und stellte darauf kleine Kegel aus Blättern der Gewürzpflanze Beifuß. Diese entzündete er, sodass sie langsam verglimmten, während sie zunehmende Hitze auf die Therapiepunkte abgaben. Bevor sich die Kegel bis ganz unten vorangebrannt hatten, verschob der chinesische Arzt die Ingwerscheiben an andere Stellen, stellte einen neuen Kegel darauf und entfachte dort wieder ein Feuerchen.

Dadurch wird über die Hitzeeinwirkung auf die Akupunkturpunkte das Meridiansystem stimuliert und die körpereigenen Energien wieder zum Fließen gebracht.

Carla, die ja überzeugt von der Wirksamkeit von fernöstlichen Heilmethoden ist, war von der ersten Sitzung total begeistert.

Ihre Haut dagegen weniger. Sie scheint zu sensibel dafür zu sein. Jedenfalls machten sich nach dem China-Ausflug an den behandelten Stellen schmerzende Verbrennungsblasen bemerkbar. So etwas musste gerade ihr passieren, die ihre Haut penibelst pflegt und im Sommer bereits bei der Vorvorstufe eines minimalen Sonnenbrands hysterische Anfälle bekommt. Schweren Herzens musste Carla deshalb diese Behandlung abbrechen.

Gegen einen Tee mit dem interessanten Namen »Frauenmantel«, der ihr ebenfalls empfohlen worden war, legte dagegen ich ein heftiges Veto ein. Denn nachdem Carla ihn zum ersten Mal aufgebrüht hatte, roch die Wohnung zwei Tage lang, als hätten wir Pferdeäpfel verteilt und dann alte Autoreifen in Brand gesteckt. Ein Tee, der solche Düfte verbreitet, kann nicht wirklich gesund sein. Das ist zumindest meine Meinung.

Die Aufnahme in Carlas Standard-Doping-Programm schafften dagegen Schüßler-Salz, das den Mineralienhaushalt anreichern und den Körper auf Empfängnisbereitschaft umstellen helfen soll, sowie der legendäre Mönchspfeffer, der in der KiWu-Szene als wahres Wundermittel zur Zyklusregulierung und damit auch fürs künftige Kinderglück gilt.

Nicht nur mit Tipps unterstützten Freunde den Trip in alternative Sphären. Wir bekamen auch handfeste Hilfe. So zum Beispiel ein edles Massageöl und dazu das Buch »Fruchtbarkeitsmassagen«. Die Anwendung endete allerdings damit, dass ich statt Carlas Eierstöcke anzuregen ihre Lachmuskeln aktivierte. Ich massierte zielgenau die kitzeligsten Stellen ihres Unterleibs. Die Massageanleitung landete vorerst auf einem von Carlas neuen Lektürestapeln neben dem Bett, in enger Nachbarschaft zu Büchern wie »Wünsche ans Universum« oder »Die Kraft der Gedanken – Visualisierung leicht gemacht«.

Ich dachte eigentlich, die experimentelle Phase würde sich schon dem Ende zuneigen, als Carla mich total überraschte.

»Erinnerst du dich«, fragte sie, »du hast mir damals an meinem 38. Geburtstag in San Gimignano versprochen, dass du alles tun würdest, damit sich unser Kinderwunsch erfüllt. Wirklich alles.«

»Wird schon stimmen, wenn du es sagst. Du hast eindeutig das bessere Gedächtnis«, sagte ich.

»Ich hätte da nämlich noch eine Idee. Aber ich muss dich gleich vorwarnen, sie wird dir ziemlich durchgeknallt vorkommen.«

Und dann erzählt sie mir von einem Guru in Indien, der dort wohl sehr bekannt ist. Er soll sensationelle Fähigkeiten haben und damit indische Regierungsmitglieder geheilt sowie Bollywood-Schauspielerinnen zu Kindern verholfen haben. Das sagt zumindest ein Medizinprofessor und Herzspezialist, mit dem Maries Vater eng befreundet ist. Von ihr kommt auch der Tipp. Der Professor zumindest scheint hochseriös zu sein, eine Koryphäe. Er hält Vorträge in der ganzen Welt. Auch in Indien, wo er vor drei Jahren am Rande eines Kongresses auf den Wunderdoktor mit dem Namen Maharaj Nanak traf. Der alte Herr diagnostizierte bei ihm zielsicher und nur durch einige Sekunden Blickkontakt einen Nierenstein. Eineinhalb Wochen später machte dieser sich wirklich in Form einer schweren Kolik beim Professor bemerkbar. Seitdem ist er ein großer Fan von Maharaj Nanak und hat schon viele Freunde zu ihm geschickt. Den meisten konnte der Guru helfen.

»Martin, ich weiß, es klingt verrückt und nach einer Verzweiflungsaktion. Aber lass uns nach Indien fliegen, sagt Carla. »Bitte! Ich habe ein gutes Gefühl. Es ist sicher kein Zufall, dass Maries Vater ihr genau jetzt von dem Guru erzählt hat. Ich glaube ans Schicksal! Das ist genau das, was wir jetzt tun müssen.«

Ich überlege, wie wohl mein Chef reagiert, wenn ich ein weiteres Mal kurzfristig Urlaub beantrage. Im Moment ist die Lage in der Redaktion ziemlich angespannt. Drei Kollegen wurde überraschend gekündigt, ihre Arbeit umverteilt, wodurch für alle der Stress nochmals gestiegen ist. Es ist strategisch sicher nicht clever, im Moment die Freizeitgestaltung in den Vordergrund zu stellen. Und dann ist da auch noch die finanzielle Seite. So eine Indienreise ist sicher nicht ganz günstig.

»Meine Mutter hat mir doch zu unserer Hochzeit 5000 Euro geschenkt«, sagt Carla, als könnte sie meine Gedanken lesen. »Für eine sinnvolle Anschaffung, wie sie damals sagte. Ich hab das Geld bisher nicht angerührt. Aber was gibt es für eine sinnvollere Anschaffung als ein Baby?«

Ein Argument, dem man nicht widersprechen kann.

»Und wie hat man sich das vorzustellen? Muss ich dort in einen Ashram oder so«, frage ich, »und täglich drei Stunden meditieren, gruppendynamische Spielchen machen und vielleicht sogar noch fasten?«

»Keine Sorge«, sagt Carla, »wir könnten in einem normalen

Hotel wohnen. Mit Hotelbar und Fitnesscenter. Also mit allem, was du brauchst. Du musst nur bei der ersten Sitzung bei Maharaj Nanak mit dabei sein. Die dauert eine Stunde.«

»Sag mal, kann es sein, dass du im Prinzip schon alles ohne mich geplant hast?«

»So wie du die Malediven. Nur das Wetter in Indien wird hoffentlich besser sein.« Carla lacht.

Sie ist sich sicher, dass ich zustimmen werde. Was soll ich auch sonst tun?

Wir stehen in der Ankunftshalle des Flughafens von Neu-Delhi in fünfter Reihe am Gepäckband und warten auf unsere Koffer. Die ersten vier Reihen sind von indischen Großfamilien besetzt, die massenweise Pakete, betagte Riesenkoffer und mit Packpapier umwickelte, undefinierbare Gegenstände vom Rollband holen. Einen Vorteil an der Existenz von Kindern haben wir noch gar nicht bedacht: Pro Person darf auf Flugreisen Freigepäck mit dem Maximalgewicht von 20 Kilo mitgenommen werden. Das gilt auch für Kinder. Vier Kinder, das macht also mal locker 80 Kilo zusätzliches Gepäck.

Als Dank dafür lassen die indischen Eltern ihre Kleinen ohne Einwände auf das Gepäckband klettern, ein Stück mitfahren und wieder runterspringen. In Deutschland hätte das vermutlich einen Großeinsatz der Flughafenpolizei zur Folge.

Komplette indische Haushalte werden da vom Rollband angeliefert. Nur unsere beiden bescheidenen Koffer nicht.

Ähnelt dieses Warten nicht auf gewisse Weise auch dem Kinderwunsch? Man weiß nie, wann der Koffer kommt – ob als erster oder ganz zuletzt. Oder überhaupt nicht. Kaum in Indien, wird man schon philosophisch.

Ich wollte einen Leihwagen nehmen, aber Carla hat für unsere Fahrt nach Agra einen Fahrer engagiert. Der empfängt uns am Ausgang mit einem selbst gebastelten Pappschild: *Aalok*. So heißt er. Ich merke mir den Namen mit der Eselsbrücke:»Aal essen? In Indien o.k.«

Aalok macht uns gleich auf den ersten Hundert Metern klar, dass es eine gute Idee war, das Steuer einem Einheimischen zu überlassen. Zusätzlich zum gewöhnungsbedürftigen Linksverkehr finden alle Fahrmanöver im Zentimeterabstand statt. Und das bei durchaus ambitioniertem Tempo. Ich weiß nicht, warum gerade Deutschland überproportional viele Formel-1-Fahrer hervorbringt. Wenn man den Verkehr hier sieht, müssten eigentlich die Inder die Formel 1 dominieren. Schließlich trainieren sie täglich ihre Reaktionsfähigkeit, indem so unterschiedlich schnelle Fahrzeuge wie die neuesten Geländewagen, Motorrikschas, Fahrradrikschas und Kamelkarren aufeinandertreffen.

»Eine Kuh!«, ruft Carla plötzlich.

Nun ist eine Kuh für uns, die wir in Bayern leben, nichts Ungewöhnliches. Man sieht dort viele. Zum Bespiel, wenn man von München nach Garmisch-Partenkirchen fährt. Mit dem Unterschied, dass die Kühe dort neben und nicht mitten auf der Straße stehen.

Für Aalok und die anderen Inder scheint das aber ganz normal zu sein. Sie umfahren die Kuh in respektvollem Abstand, ohne sich auch nur im Ansatz darüber aufzuregen.

Freunde, die bereits in Indien waren, hatten uns auf extreme Eindrücke vorbereitet. Aber wir dachten beide nicht, dass irgendwo wirklich noch so eine Parallelwelt existieren würde.

Staunend wie zwei kleine Kinder sitzen wir hinten im Toyota Qualis, schließen hin und wieder mal die Augen, wenn ein Lastwagenmonster bedrohlich auf unserer Straßenseite auf uns zurast, und sind gebannt von den Tausenden Momentaufnahmen, die wir im Vorbeifahren machen. Ein Trommelfeuer auf die sinnliche Wahrnehmung.

Bereits in den ersten Minuten unserer Reise fallen die unglaublichen Gegensätze auf. In den zentralen Vierteln von Neu Delhi waren noch Glaspaläste, Fast-Food-Läden, Autohäuser, schicke Boutiquen und junge Geschäftsleute mit iPads zu sehen. Nun nähern wir uns mit jedem Kilometer, den wir uns von der Metropole entfernen, ein Stückchen weiter einem anderen Zeitalter. Mit Babys, die direkt neben der Straße, nur mit Windeln bekleidet, inmitten von Müllbergen krabbeln. Während hinkende Hunde und dürre Hühner um sie herum im Dreck nach Futter suchen. Riesige Fabriken, die aussehen wie Industriedenkmäler. Verrostet, giftig qualmend. Und davor Gruppen von Männern. Tagelöhner, wie uns Aalok in Englisch erklärt. Sie warten darauf, ausgewählt zu werden und Arbeit zu bekommen.

Es dominiert die Farbe Grau. Nur hin und wieder durchbrochen von bunt schillernden Stoffen, Früchten und Gewürzbergen, wenn wir an kleinen Märkten vorbeikommen.

Sobald unser Jeep vom Verkehr zum Halten gezwungen ist, klopfen Kinder ans Fenster, in Kleidern, die Lumpen gleichen. Mit großen, traurigen Augen starren sie uns an, die Hände zum Betteln ausgestreckt.

Carla ist tief bewegt, als sie all diese Kinder sieht. Sie nimmt meine Hand. Und ich weiß, dass sie dieselben Gedanken hat. Was zählt unser Kinderwunsch gegen all diese Schicksale?

Gegen Millionen von Menschen, die täglich ums Überleben kämpfen? Wir sind erst zwei Stunden hier, aber Indien rückt wieder brutal die Relationen zurecht. Wir sind geschockt, wir sind fasziniert, wir sind nachdenklich.

Seit fünf Minuten sitzen Carla und ich Maharaj Nanak gegenüber. Auf großen Kissen am Boden, im Schneidersitz. Als wir den schmucklosen, kahlen Raum betraten, hat er uns mit einem freundlichen »*Namaste*« begrüßt. Die traditionelle hinduistische Grußform, bei der beide Handflächen in Herznähe zusammengepresst und der Kopf leicht nach vorne geneigt wird. Aber darüber hinaus hat der über 70-jährige Guru noch kein Wort gesagt. Er sieht uns nur an, intensiv. Keine Musik im Hintergrund. Stille.

Seine Assistentin hat ein *Bindi* auf unsere Stirn gemalt und uns vorgewarnt: »Bitte sprechen Sie ihn nicht an. Geben Sie ihm Zeit, Sie zu erspüren.«

Als ich Carla zusagte, mit ihr die Reise nach Indien zu machen, wusste ich nicht, was da auf mich zukommen würde. Ich wollte damit vor allem *ihr* einen Gefallen tun. Denn ich spürte, dass Carla große Hoffnung in dieses Abenteuer setzt. Und auch ich bin der Überzeugung, dass es ein interessanter Versuch ist. Vielleicht wirklich der richtige Ansatz für uns, mal Abstand von München und der regelmäßigen Vier-Wochen-Wartezeit ohne Happy End zu bekommen.

Rein körperlich und biologisch spricht ja nichts dagegen, dass Carla sofort schwanger werden könnte. Die Blockaden spielen sich möglicherweise in ihrem Unterbewusstsein ab. Es könnte der Überdruck sein, den sie sich selbst macht, der letztlich den Erfolg verhindert. Ein Überdruck, den Maharaj

Nanak ihr mit einer ganz anderen Herangehensweise nehmen könnte. Das hoffe ich zumindest.

Es ist ein Erlebnis, diesem außergewöhnlichen Menschen nun live gegenüberzusitzen. Auch wenn bereits mein Knie schmerzt – Schneidersitz ist nicht so mein Ding.

Wer einmal den Blick von Maharaj Nanak auf sich gerichtet gespürt hat, der weiß, warum dieser Mann so berühmt ist. Ich gehöre nun wirklich nicht zu den Menschen, die einen starken Hang zur Esoterik haben. Um ehrlich zu sein, habe ich mich bisher gerne auch mal über Bäumeumarmer und Mondphasenfriseure lustig gemacht.

Aber das hier ist etwas anderes. Dieser Blick aus seinen tiefbraunen Augen transportiert eine Energie, die ich mir nicht erklären kann. Sein Blick wärmt mich, er reinigt mich von negativen Gedanken, er lässt ein unerklärliches Wohlgefühl in mir aufsteigen. Ich könnte stundenlang nichts anderes tun, als hier zu sitzen. Ohne ein Wort.

Doch nach etwa zehn Minuten spricht unser Guru doch.

»Ihr seid hier, weil ihr euch ein Kind wünscht«, sagt er auf Englisch.

Ich sehe aus den Augenwinkeln, wie Carla ihn ungläubig ansieht. Nein, er kann das nicht wissen! Wir haben unseren Wunsch keinem verraten, auch nicht seiner Assistentin. Er muss es wirklich erspürt haben. Oder erraten.

»Um anderen Menschen zu helfen, brauchen wir keine besonderen Fähigkeiten und Techniken«, sagt er. »Wir brauchen nur den Willen, den anderen Menschen wirklich offen zu begegnen und Heilwerdung zukommen zu lassen.«

Und plötzlich passiert etwas, womit ich nie gerechnet hätte. Meine Augen füllen sich mit Tränen, ich weiß nicht, warum.

Schnell wische ich sie weg. Was ist nur los mit mir, warum bin ich so sentimental? Es muss an Indien liegen. Dieses Land lässt keinen unberührt.

»Ihr müsst wissen, es hängt allein von euch ab, ob die Zeit, die ihr hier mit mir verbringt, zu dem Ziel führt, das ihr erreichen wollt«, spricht Guru Nanak weiter. »Ich bin nur derjenige, der euch dabei hilft, innere Widerstände zu überwinden. In Wahrheit kann niemand andere heilen oder ihnen zu einem Kind verhelfen. Wer das sagt, spricht wohl nicht mit ehrlicher Zunge. Aber allein das Bewusstsein, dass man dabei unterstützt wird, weckt die eigenen Kräfte.«

Ich hätte nie gedacht, dass allein Worte und ein Blick mich so ergreifen können. Ja, wir sind hier an einem speziellen Ort angelangt. An einem spirituellen Ort. Und vielleicht sind wir auch am Ende unserer Reise. Einer beschwerlichen Reise über viele Stationen hinweg. Aber sie wird so enden, wie wir uns das erwünscht hatten. Darüber bin ich mir in diesem Moment in diesem kleinen Dorf bei Agra völlig sicher.

Wie die anderen Frauen, die aus ganz Indien hierherkommen, bindet auch Carla einen Baumwollstreifen ins Gitter des Marmorfensters. Wir sind in Fatehpur Sikri, eine Autostunde von Agra entfernt. Ganz besonders lockt uns dort das Mausoleum von Scheich Salim Chishti. Ein Gebet an diesem Schrein soll auf wundersame Weise helfen, dass der Kinderwunsch in Erfüllung geht. Es gibt auch aktuelle und prominente Erfolgsbeispiele. Carla Bruni war hier, bevor sie im Alter von 43 Jahren nochmals Mutter wurde.

Aber unabhängig davon, ob die Reise auch dabei helfen wird, unseren Kinderwunsch in Erfüllung gehen zu lassen, ist sie eine Intensivpflege für unsere Partnerschaft. Wir sind beide entspannt wie schon lange nicht mehr. Und ich spüre wieder überdeutlich meine tiefe Verbundenheit mit Carla. Dieses Bewusstsein mag damit zusammenhängen, dass wir so weit von unserem eigenen Kulturkreis entfernt sind, in einer völlig fremden Welt. Der Abstand vom Alltag hilft, um für sich selbst wieder klarer zu sehen, was wirklich zählt im Leben. Indien macht einem jede Sekunde klar, dass man, ohne die Zukunft zu vernachlässigen, die Gegenwart auskosten muss. Das Land wirkt trotz des äußerlichen Trubels entschleunigend, man lernt hier schnell, sich nicht mehr über irgendetwas aufzuregen.

Händchenhaltend bummeln wir durch die im 16. Jahrhundert erbaute Stadt Fatehpur Sikri, die ehemalige Hauptstadt des Mogulreiches. Nach nur 14 Jahren wurde sie damals wegen Wassermangels wieder aufgegeben.

»Wie läuft es eigentlich bei dir mit Nanak?«, fragt mich Carla.

Wir sind nun seit einer Woche in Indien und besuchen beide jeden Tag den Guru. Aber getrennt, jeder für jeweils eine Stunde. Ja, auch ich habe mich zu weiteren Sitzungen mit ihm entschlossen. Ich spüre, dass mir diese Treffen sehr guttun.

Bisher haben Carla und ich jedoch wenig darüber gesprochen, was genau in dieser Stunde passiert. Es ist auch schwierig, Konkretes darüber zu erzählen. Für mich zumindest. Denn es stimmt, was Nanak uns am ersten Tag sagte. Die Veränderungen kommen nicht von außen. In gewisser Weise beobachtet er mich nur dabei, wie ich mich selbst verändere. Trotzdem würde diese Veränderung wohl nicht ohne seine Anwesenheit passieren.

»Er hat mich in der zweiten Sitzung gefragt, seit wann ich diese starken Rückenschmerzen habe«, sage ich. »Dabei hatte ich ihm auch davon gar nichts erzählt.«

»Und?«

»Du weißt ja, wie er spricht. Immer ein bisschen mysteriös. Er sagt, ich hätte wohl verlernt, aufrecht durchs Leben zu gehen. Sobald mir das wieder gelingen würde, wären auch die Schmerzen weg.«

»Also behandelt er den Schmerz gar nicht direkt?«

»Doch. Er sagt, er wolle meine eigene Heilkraft unterstützen, indem er seine Hände auf meinen Rücken legt.«

»Und, was spürst du dabei?«

»Hm, es ist wirklich so, als würde Strom aus seinen Händen in meinen Körper fließen. Ein Energiefluss, deutlich spürbar.« Ich muss lachen. »Wie ich schon spreche, ich passe mich ihm an.«

»Es ist wohl auch der falsche Weg, analysieren zu wollen, was da genau passiert. Man muss es einfach geschehen lassen.«

»Was geschieht denn bei dir?«, möchte ich wissen.

»Er legt mir auch manchmal seine Hände auf. Und er stellt mir Fragen, über meine Kindheit zum Beispiel. Ich soll die Antworten darauf aber nicht ihm geben, sondern nur mir selbst. Einmal hat er auch eine Atemübung mit mir gemacht. Oft sitzen wir uns nur in einer Art Meditation gegenüber, schweigend.«

»Na, das bist du ja von mir gewohnt.«

Nun muss auch Carla lachen.

»Auf jeden Fall bin ich dir dankbar für deine Idee hierherzukommen«, sage ich. »Ich habe das Gefühl, es tut auch uns als Zweierteam richtig gut. Was immer sich auch daraus ergeben mag.«

»Und das aus deinem Munde, wo du doch so skeptisch warst«, sagt Carla. »Aber ich sehe es genauso.«

Unser Gespräch wird unterbrochen. Eine Gruppe indischer Schüler drängt sich plötzlich lautstark um uns.

»*May we take a picture?*«, fragt uns ein Mädchen zaghaft.

»*Sure*«, sage ich verwundert. Aber auch etwas stolz, dass sie gerade uns fotografieren wollen, wo doch so viele Touristen unterwegs sind.

Ich stelle mich mit Carla in Positur, aber das Mädchen gibt mir ein Handzeichen, dass sie nur Carla auf dem Bild haben möchte. Links und rechts gerahmt von zwei Freundinnen der Fotografin.

»Vielleicht verwechseln sie mich mit irgendeinem Star«, sagt Carla zu mir, die sich die Aktion auch nicht erklären kann.

»*Beautiful hair, may I touch?*«, fragt eines der Mädchen und kichert etwas verlegen, während sie sich eine Strähne von Carlas Haar greift. Ja, vermutlich sind es Carlas lange blonde Haare, von denen diese jungen Inderinnen fasziniert sind.

»Mein indischer Superstar«, sage ich, als sich die Schulklasse wieder höflich verabschiedet hat. »*May I touch?*«

Ich greife mir auch eine Haarsträhne, küsse diese und dann Carla. Es ist auffallend, wir haben uns hier in einer Woche häufiger geküsst als in München in einem ganzen Monat.

»Vielleicht könntest du in Bollywood noch richtig groß Karriere machen.«

»Ich fürchte, dazu singe ich zu schlecht«, sagt Carla.

Wir stehen am Schalter für Sondergepäck am Flughafen von Neu-Delhi. Zehn Tage Indien liegen hinter uns. Zehn unbeschreiblich intensive Tage.

Neun davon haben Carla und ich es geschafft, keine Souvenirs zu kaufen. Was wirklich nicht einfach war, weil immer irgendjemand etwas äußerst hartnäckig anbietet und man den meisten der Verkäufer gerne was Gutes tun würde. Wir blieben trotzdem abstinent. Doch auf der Rückfahrt von Agra hielt Aalok außerplanmäßig auf halber Strecke vor einem großen Gebäude am Rande einer Stadt.

»*Special buy. No tourists*«, sagte er.

Doch genau diese Touristen treffen wir innen in Massen und aus aller Welt. Und alle sind durch die Riesenauswahl an Pashminas, echt falschen Antiquitäten, Teppichen, Silberwaren, Schmuck, Vasen, Holzfiguren – den unvermeidlichen Elefanten – und noch vielem mehr im Kaufrausch. Auch wir können uns dem nicht länger entziehen. Carla kauft sich einen wirklich wunderschönen, großen Pashminaschal. Eine Amerikanerin diskutiert mit dem Verkäufer, ob die angebotenen Pashminas auch wirklich echt sind. Der junge Inder versucht, sie davon zu überzeugen, indem er ein Feuerzeug unter die Fransen hält und diese nicht anbrennen. Das sei der Beweis, dass keine Kunstfasern enthalten seien.

Carla und ich lächeln uns zu. Wir wissen beide, was Guru Nanak zu dieser Diskussion sagen würde: »Hauptsache, du glaubst daran, dass der Pashmina echt ist. Dann wird er dich auch wärmen.«

Einen anderen Satz hat er wirklich gesagt. Und oft: »Lebe deine Träume.« Das tut Carla, die Tiere liebt und schon lange davon träumt, wieder regelmäßig zu reiten, indem sie sich schon mal ein großes, handbemaltes Pferd kauft. Ich entscheide mich klischeegerecht für einen Holzelefanten, der fast so groß wie ein echtes Elefantenbaby ist. Wir sind auf dem besten Weg, zu Hause bald einen Souvenirzoo aufzumachen. Nun werden wir in München also auch Riesenteile in Packpapier gehüllt vom Gepäckband holen, wie die Inder das bei der Ankunft in Neu Delhi getan haben.

Als das Flugzeug von der Landebahn abhebt, legt Carla ihren Kopf auf meine Schulter. Und ich spüre, wie mein Hemd dort feucht wird. Sie weint. Aber sie wirkt gar nicht traurig dabei. Es sind befreiende Tränen. Ich habe das Gefühl, sie lässt viel Ballast in Indien zurück. Sie hat dort erfahren, dass es so viele unterschiedliche Lebensmodelle gibt, die alle zu Glück und zur Erfüllung führen können.

Obwohl der Blick nach außen dort so faszinierend ist, haben wir beide auch gelernt, den Blick nach innen zu richten. Und ganz nebenbei hat Guru Nanak mich wirklich von meinen Rückenschmerzen befreit, die mich seit Jahren quälen. Oder, wie er sagen würde, er hat mir geholfen, mich selbst davon zu befreien. Ich weiß, dass so vieles, das dieser wirklich weise Mann gesagt hat, noch lange in mir nachwirken wird.

Carla ist inzwischen eingeschlafen, an mich gekuschelt, ihren Kopf immer noch auf meiner Schulter. Es ist ein symbolisches Bild. Wir sind auf dieser Reise wieder ganz eng zusammengewachsen.

Carla

Die Alternative

Es ist noch früh. Und ziemlich kalt. Irgendwo kräht ein Hahn. Ich höre die Kirchenglocken läuten und blinzle in die Sonne, die langsam die Weinberge in Morgenlicht taucht. Martin schläft noch. Was gut ist. Denn ich bin gerade in einer Stimmung, in der ich gerne allein sein möchte. Mit mir und meinen Gedanken. Hier auf der Terrasse von Maries Haus in San Gimignano.

Genau zwei Jahre ist es her, dass ich mit Martin das letzte Mal hier war. Mein Wunsch, spätestens an meinem 40. Geburtstag als kleine Familie hierherzukommen, hat sich leider nicht erfüllt. Trotzdem bin ich dankbar. Dankbar dafür, dass ich wenigstens einmal kurz schwanger war. Einmal in meinem Leben dieses Glücksgefühl spüren durfte. Auch wenn es viel zu kurz war.

So ganz wollen wir beide die Hoffnung immer noch nicht aufgeben. Besonders mir fällt es schwer, loszulassen. Obwohl wir uns in der letzten Zeit immer häufiger bei dem Gedanken ertappen: Was wäre, wenn wir kein Kind mehr bekommen würden? Ich meine, es muss ja auch noch ein Leben nach dem Kinderwunsch geben. Das sicher ein bisschen anders wäre, als ich es mir vorgestellt habe, aber vielleicht sogar freier und unabhängiger. Denn ein Kind bedeutet ja auch Verpflichtungen.

Unsere Reise nach Indien hat vieles in mir bewegt. Dabei kamen Sehnsüchte und Träume zum Vorschein, die ich schon lange hatte, aber immer wieder von mir weggeschoben habe. Irgendwie war dafür einfach nie der richtige Zeitpunkt gewesen. Bis jetzt. Ich beschließe, endlich meine Träume zu leben. Zumindest die, die ich mir selbst verwirklichen kann. Zwei Monate durch Vietnam und Laos reisen? Wenn nicht jetzt, wann dann? Für ein paar Monate in New York arbeiten? Warum nicht? Oder lieber ein Leben auf dem Land? Ja! In Gedanken sehe ich mich schon den Pferdestall ausmisten, während unsere drei Hunde um mich herumspringen.

Es gibt Statistiken, die beweisen, dass Paare mit Kind *nicht* glücklicher sind als Paare ohne Kind. Ganz im Gegenteil: Paare ohne Kinder sollen sogar die bessere Glücksbilanz im Leben haben als Mamis und Papis. Denn die Sorgen und Belastungen, die man mit Kindern hat, scheinen die Glückserlebnisse durch Kinder zu neutralisieren.

Und ich bin glücklich mit Martin. Denn all unsere Erfahrungen der letzten zwei Jahre hatten auch etwas Gutes. Wir sind noch näher zusammengewachsen. Und wir wissen, dass wir uns lieben. Auch ohne Kind. Wir haben bereits ein ausgefülltes Leben.

Ein Baby wäre wie die Zuckerkirsche auf der Sahnetorte. Es würde unser Leben versüßen. Aber schmeckt eine Sahnetorte nicht auch ohne Zuckerkirsche?

Meine Erfahrungen mit unserem Babywunsch haben mich demütiger gemacht. Das hört sich vielleicht merkwürdig an, aber früher hatte ich oft das Gefühl, dass mir im Leben vieles zufliegt. Ich war zwar eine Spätzünderin, aber auch ein Glückskind. Früher oder später bekam ich immer das, was ich wollte. Die letzten beiden Jahre haben mir gezeigt, dass ich vielleicht doch nicht alles bekomme, was ich mir wünsche. Dass ich aber auch schon vieles habe, wofür ich dankbar sein kann: einen liebevollen Mann, eine Freundin, die sich in Krisenzeiten bewährt hat, eine Mutter, die sich als offener erwiesen hat als erwartet, und einen Job, der mich ausfüllt. Ich meine, wer sagt, dass man das volle Programm im Leben haben muss?

Mir wird langsam kalt hier draußen. Ich wickle mich fester in meinen Pashmina, den ich mir aus Indien mitgebracht habe, und will gerade aufstehen, als ich eine Stimme höre.

»*Ciao, Carla, come stai?* Ich wusste gar nicht, dass ihr da seid.«

Antonio, der Nachbar, steht vor mir. Ein grauhaariger Italiener mit lieben Knopfaugen, der einen großen braunen Hund neben sich an der Leine führt. Marie und ich, wir waren früher oft bei ihm und seiner Frau Giulia. Vor allem dann, wenn gerade mal wieder einer seiner vielen Hunde Welpen bekommen hatte.

»Ciao, Antonio! Marie und ihre Eltern sind nicht da. Ich bin mit Martin hier, meinem Mann. Wie geht es Giulia?«

»Ah, alles gut, *grazie*. Wollt ihr uns nicht mal wieder besuchen kommen? Unsere Luna hat gerade Junge bekommen.« Er lacht mich an. Ob er sich noch daran erinnert? Sofort fühle ich mich wieder wie mit zwölf, als ich mit Marie stundenlang mit den Hundebabys spielte und wir sie heimlich im Koffer zurück nach Deutschland transportieren wollten. Was Maries Eltern leider immer vorher auffiel und zu riesigen Dramen führte.

Ich überlege kurz. Heute ist mein Geburtstag. Ich bin keine zwölf, sondern 40. Und es gibt hier auch niemanden mehr, der mir verbieten könnte, einen Hund mit nach Deutschland zu nehmen. Irgendeinen Vorteil muss es ja haben, erwachsen zu sein.

Es ist Liebe auf den ersten Blick. Zwei große Augen schauen mich neugierig an. Sie heißt Stella und ist zwölf Wochen alt.

Als Giulia hört, dass ich Geburtstag habe, drückt sie mich wie eine italienische Mama an sich und hält mir Stella auf ihren großen Händen entgegen.

»*Tanti auguri*, Carla. Herzlichen Glückwunsch! Für dich, ein Geschenk.«

Und diesmal nehme ich das Hundebaby.

Manche Träume muss man sich rechtzeitig erfüllen. Das habe ich in den letzten beiden Jahren gelernt.

Der Lichtstrahl

Ich bin auf dem Rückweg von Salzburg, wo ich bei den Festspielen Interviews geführt habe. Doch wie ich in den Verkehrsnachrichten höre, ist die Autobahn wieder mal total überlastet. Spontan entscheide ich mich, die Landstraße zu nehmen. Auch wenn es letztlich vielleicht länger dauert. Die indische Gelassenheit steckt noch in mir.

Zudem kann ich nun alles etwas lockerer angehen. Denn vor vier Wochen, kurz nachdem wir aus Indien zurückgekommen waren, habe ich meinen Job gekündigt. Ja, in knapp zwei Monaten läuft mein Vertrag aus.

Ich werde künftig als freier Journalist arbeiten, werde unabhängiger sein, werde hoffentlich wieder mehr das tun können, was mir wirklich Spaß macht. Ein erster Versuch, zumindest einen Teil meiner Träume zu realisieren und wieder aufrechter gehen zu lernen. Ganz so, wie es mir Maharaj Nanak geraten hat.

Mein Leben hat in den vergangenen Jahren eine Eigendynamik entwickelt, der ich mich einfach gebeugt habe. Die Dinge kamen auf mich zu, ich ließ sie mehr oder weniger geschehen. Eher mehr. Viel zu selten habe ich selbst das Steuer übernommen. Ich lebte in der Gegenwart, lebte gut darin. Aber dachte selten an die Zukunft.

Auch beim Thema Kind bin ich leider wohl sehr spät aufgewacht. Carla war 33 Jahre alt, als wir uns kennenlernten.

Hätte nicht auch ich den Kinderwunsch von Anfang an intensiver im Blick haben sollen? Hätte die Initiative dafür nicht sogar von mir ausgehen müssen? Da doch ein Kind auch in meinem Lebensplan fest verankert war? Je unwahrscheinlicher das wird, desto mehr Vorwürfe mache ich mir.

Ich bin im Moment stark hin und her gerissen. Zum einen habe ich die Hoffnung immer noch nicht ganz aufgegeben, dass wir doch noch Eltern werden. Es gibt gute Tage. Wie gestern in Salzburg. Da war ich plötzlich so optimistisch, als ich eine Schwangere in Carlas Alter sah, dass ich spontan ein altes Tretauto aus Blech gekauft habe, das mir kurz zuvor in einem Schaufenster aufgefallen war. Und ich musste mich selbst bremsen, die Frau nicht einfach zu fragen, wie sie es denn geschafft hat, schwanger zu werden.

Es gibt aber auch die anderen Tage. An denen muss ich mich notgedrungen an den Gedanken gewöhnen, dass das Unaussprechliche eintreten könnte. Der Kampf gegen die biologische Uhr ist bald verloren. Für immer. Um dann nicht völlig den Boden unter den Füßen zu verlieren, müssen Carla und ich rechtzeitig alternative Lebensmodelle entwickeln. Zumindest in Gedanken. Glücksvisionen ohne Kind. Das ist schwer, solange da noch ein Funken Hoffnung ist. Man hat immer das Gefühl, sein Kind, das vielleicht doch noch geboren werden könnte, zu verraten.

Wir haben nächtelang diskutiert, ob für uns eine Adoption infrage kommen würde. Auch da wäre eine Entscheidung überfällig, da wir die Obergrenze der Altersrichtwerte bald überschreiten. Bekannte von uns in Frankfurt haben vor zwei Jahren ein Mädchen aus der Ukraine adoptiert und sind die glücklichsten Eltern der Welt.

Schweren Herzens haben wir uns schließlich dagegen entschieden. Denn wenn wir ganz ehrlich zu uns sind, ist unser beider Traum ein eigenes Kind. Das mag auf gewisse Weise egoistisch sein. Aber es ist wohl besser, sich das offen einzugestehen.

Gestern, bevor ich nach Salzburg fuhr, lag in unserem Postkasten eines dieser wunderbaren Kuverts mit Blümchendekor, wie sie meine Mutter benutzt. Sie schickte mir einen herausgeschnittenen Zeitschriftenartikel, in dem es um das Thema IVF geht.

»Vielleicht ist das für Euch interessant«, hat sie in ihrer eleganten Handschrift darunter geschrieben. Und überraschte mich damit total. Meine Mutter, sie ist wohl weitaus aufgeschlossener, als ich das geglaubt hätte. Und, da sie nie etwas heimlich tut, ist auch mein Vater eingeweiht. Ach, es tut gut, sich mit den Gedanken um den Kinderwunsch nicht alleine zu fühlen. Und es macht Mut, dass auch meine Mutter noch daran glaubt, dass es klappen könnte. Wenn auch mit etwas Nachhilfe für die Natur.

Die letzten beiden Jahre waren so prall gefüllt mit Erlebnissen und Emotionen. Mit Momenten der Hoffnung und mit Rückschlägen. Beinahe hätten Carla und ich uns in diesem Strudel der Gefühle verloren. Dass das nicht passierte, dass wir durch all die Schwierigkeiten noch enger aneinander geschmiedet wurden, dafür bin ich dankbar. Ja, sehr dankbar.

Ich komme gut voran auf der Nebenstraße. Nur der Nebel hängt noch im Tal, sodass ich manchmal langsamer fahren muss.

Mein Handy klingelt. Carla ist dran.

»Sitzt du schon im Auto?«, fragt sie.

»Ja, ich bin in ungefähr einer Stunde zurück.«

»Ist viel Verkehr, oder?«

»Die Autobahn ist dicht, ich bin auf die Landstraße ausgewichen.«

»Ach, das ist gut. Kannst du denn kurz mal irgendwo anhalten?«

»Ich kann auch beim Fahren telefonieren, kein Problem. Du bist auf die Freisprechanlage gelegt.«

»Trotzdem, tu mir den Gefallen und such dir einen Parkplatz.«

»Okay, man soll seiner Frau nie widersprechen.«

Carla mag es nicht, wenn ich beim Autofahren telefoniere. Sie ist der Meinung, dass sich Männer nur auf eine Sache konzentrieren können.

Rechts geht ein Feldweg ab. Ich bremse, biege ab und bleibe stehen.

»So, Befehl ausgeführt.«

»Ich wollte nur nicht, dass du vor Schreck in den Graben fährst.«

»Vor Schreck?«

»Na ja, es ist eher ein positiver Schreck.«

»Wie ...«

»Ja. Indien hat uns Glück gebracht. Ich bin schwanger!«

»Du bist verrückt.«

»Ja, das bin ich«, sagt Carla, »vor Glück! Deshalb wollte ich es dir auch sofort sagen.«

»Ist es sicher?«

»So sicher es in der fünften Woche sein kann. Aber lass uns diesmal nicht zu früh freuen. Du weißt ja, dass besonders in den ersten drei Monaten noch viel passieren kann.«

»Ja, es kommt, wie es kommt.«

»Fahr vorsichtig. Ich brauche dich noch. Wir brauchen dich noch.«

Ich kann nicht glauben, was Carla da gerade gesagt hat. Meine Hände, die immer noch das Lenkrad umklammern, zittern. Und zum ersten Mal kämpft sich an diesem Tag ein Sonnenstrahl durch den Nebel. Ein Zeichen?

Ich sitze wie erstarrt. Minutenlang. In einer Mischung aus Euphorie und Angst, dass wir ein weiteres Mal enttäuscht werden könnten.

Carla hat recht. Man sollte seine Freude nicht zu weit in die Zukunft richten. Denn jedes positive Signal birgt gleichzeitig die Gefahr der brutalen Ernüchterung. Das haben wir in den letzten beiden Jahren schmerzlich lernen müssen.

Und dann fällt mein Blick auf das Kuvert meiner Mutter, das auf dem Beifahrersitz liegt. Es ragt noch ein Stück Papier daraus hervor, das ich bisher gar nicht gesehen hatte. Es ist das Blatt aus einem Abreißkalender. Vom zehnten August, meinem Geburtstag. Darauf steht ein Spruch von Ellen Johnson Sirleaf, der ersten Staatspräsidentin Afrikas.

»Wenn deine Träume dir keine Angst machen, dann sind sie nicht groß genug.«

Ja, mein Traum ist groß, sehr groß. Und er macht mir Angst. Aber er gibt mir auch immer wieder Hoffnung.

Hinweis:

Wir haben mit größter Sorgfalt die verschiedenen Diagnostik-
und Therapieverfahren recherchiert und beschrieben. Den-
noch können wir keine Gewähr auf absolute Richtigkeit übernehmen.